# 传奇里的中草药

# 中草药

周志平

- 著 -

U0225656

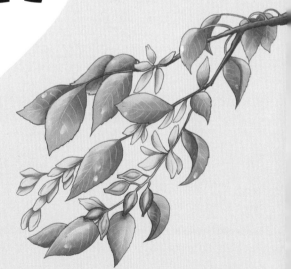

中国妇女出版社

**图书在版编目（CIP）数据**

传奇里的中草药 / 周志平著. —— 北京 ：中国妇女出版社，2022.8
（神奇的中草药）
ISBN 978-7-5127-2149-4

Ⅰ.①传…　Ⅱ.①周…　Ⅲ.①中草药－青少年读物
Ⅳ.①R28-49

中国版本图书馆CIP数据核字（2022）第118485号


**特约策划**：华文未来
**选题策划**：朱丽丽
**责任编辑**：朱丽丽
**封面设计**：静　颐
**插图绘制**：明天教室－李虹　乔清
**责任印制**：李志国

**出版发行**：中国妇女出版社
**地　　址**：北京市东城区史家胡同甲24号　　邮政编码：100010
**电　　话**：（010）65133160（发行部）　　65133161（邮购）
**邮　　箱**：zgfncbs@womenbooks.cn
**法律顾问**：北京市道可特律师事务所
**经　　销**：各地新华书店
**印　　刷**：北京中科印刷有限公司

**开　　本**：185mm×235mm　1/12
**印　　张**：11
**字　　数**：80千字
**版　　次**：2022年8月第1版　　2022年8月第1次印刷
**定　　价**：39.80元

如有印装错误，请与发行部联系

# 推荐序

中医药是我国传统文化中极具生命力的宝藏，其哲学体系、思维模式、价值观念与中华优秀传统文化一脉相承，但其理论古朴深奥，文字记载晦涩难懂，对于没有接受过系统学习的少年儿童来说，往往觉得神秘。

在中医药传承与创新与国家发展同频共振的背景下，提高少年儿童对于中医药的认知度，是中医药事业发展的当务之急和长远之计。如何让少年儿童轻松地了解中医药，激发喜爱中医药的热情，在他们心中播下中医药文化的种子，让未来有更多的"屠呦呦"涌现，是我作为医药科研工作者，在参与科普工作中一直探索的方向。

有了解才可能产生兴趣，有了兴趣才可能促进更好的认知。

周志平先生在这套"神奇的中草药"系列丛书中，无疑是给出了很好的案例。神奇的中医药，并不神秘，治病救人的原料就在厨房里，在家门外，在身边的花草瓜果中，在传奇的故事中。这样的整合，拉近了中医药与人们的距离，原来天然的中草药就在我们的身边！还有哪些植物也是中药？有没有还未被人类发现可以入药的植物？……等待孩子们继续去思考和发现。

　　书中每一味中药都有一个生动的故事，再由故事链接出经典的中医药基础知识。读者在轻松地读完一个故事后能就了解一味中药，这比枯燥的讲授知识显然更有效。本系列书不仅适合少年儿童独立阅读，也适合家人陪伴阅读，故乐为之序。

中国医学科学院药用植物研究所副研究员

王秋玲

前言

　　中医药文化是中华民族几千年的探索经验总结，是中国传统文化的重要组成部分。习近平总书记指出："中医药学是中国古代科学的瑰宝，也是打开中华文明宝库的钥匙。当前，中医药振兴发展迎来天时、地利、人和的大好时机，希望广大中医药工作者增强民族自信，勇攀医学高峰，深入发掘中医药宝库中的精华，充分发挥中医药的独特优势，推进中医药现代化，推动中医药走向世界，切实把中医药这一祖先留给我们的宝贵财富继承好、发展好、利用好，在建设健康中国、实现中国梦的伟大征程中谱写新的篇章。"

这套"神奇的中草药"系列，以一个个中草药故事为主体，在保证专业性和准确性的前提下，将中草药的特征、药理药效，以及用药禁忌融入故事中，为青少年读者揭开中医药的神秘面纱。有的故事中还设置了"知识小链接"，可以让青少年读者在阅读中了解历代中医典籍及中医药最基础的知识，欣赏名医风采，帮助青少年读者更多、更快地了解祖国医学及相关知识。

用中医药文化浸润青少年的心灵，中医药的传承才会有鲜活的生命力，才会让古老的中华文化瑰宝得以传承和发展。希望这套书能增进青少年对中医药文化的认同和了解，增强民族自信心和自豪感，帮助青少年读者养成健康的生活理念和生活方式，做一个中医药文化的小小传承人。


（特别提示：本书不是中医药的用药指导书，具体用药请结合临床，以医生面诊指导为准。）

# 目录

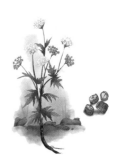

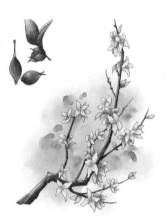

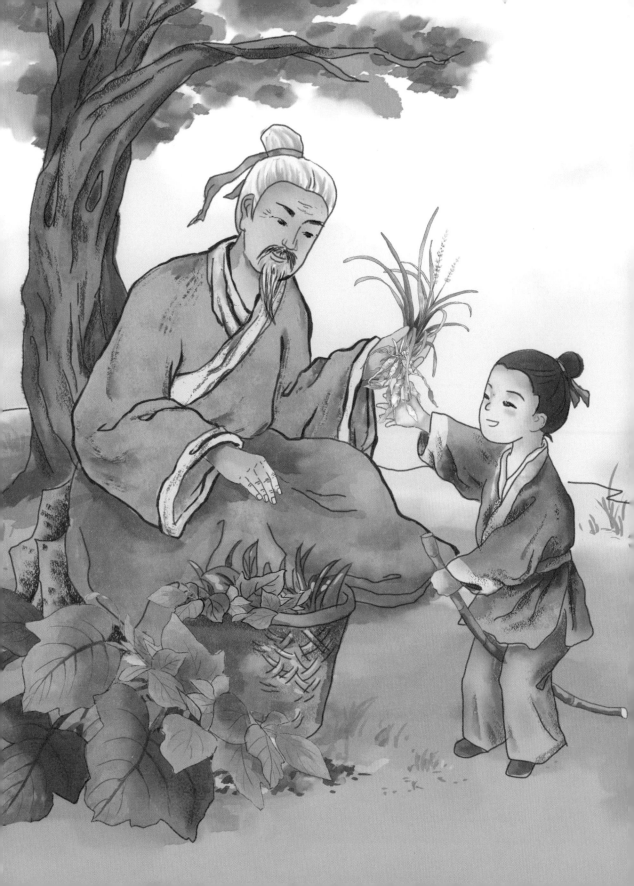

# 灵芝:

## 补气安神的良药

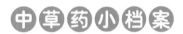

中草药小档案

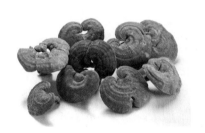

灵芝的入药部位为多孔菌科真菌赤芝或紫芝的干燥子实体①,以子实体粗壮、肥厚,皮壳具光泽者为佳,多为生用。灵芝有补气安神②、止咳平喘的功效。现代药理研究认为,灵芝有提高机体免疫活性、镇静、镇痛、平喘、止咳、祛痰、治疗慢性气管炎等作用。

在民间,灵芝被称为草中仙品,是吉祥、如意、富贵、美

---

① 高等真菌的产孢构造,由已组织化的菌丝体组成。

② 中医术语,一般指治疗神志不安的方法,适用于失眠、烦躁、惊狂等病症。

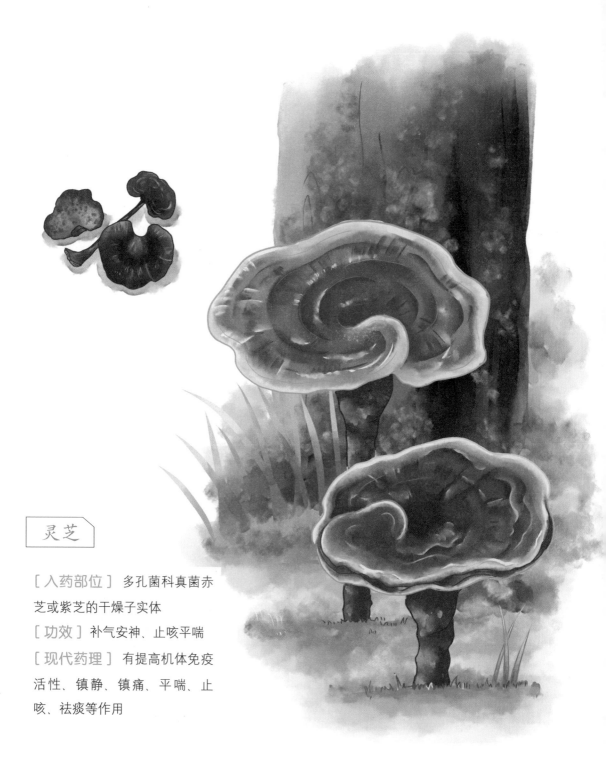

灵芝

[入药部位] 多孔菌科真菌赤
芝或紫芝的干燥子实体
[功效] 补气安神、止咳平喘
[现代药理] 有提高机体免疫
活性、镇静、镇痛、平喘、止
咳、祛痰等作用

02

好、长寿的象征。在我国的历史文化中，不乏灵芝的各种传说，为灵芝增添了不少神秘色彩。

灵芝很早就作为药材使用。在《神农本草经》中，灵芝被列为上品。《本草纲目》说灵芝可以治疗虚劳，是一味良药。

灵芝被评为最佳抗衰老中药材之一，相传药王孙思邈就曾长期服用灵芝。

唐朝时期，药王孙思邈医术非常高超，很多百姓都来找他看病。孙思邈来者不拒，对患者尽心尽力。

在他 35 岁那年，病坊来了一位男子，身体瘦弱无力，总是感觉心神不宁，时不时还会咳嗽。孙思邈给他开了安心神和止咳平喘的药物，并嘱咐他吃 5 天后再来。那个男子嘴上虽然答应了，但心里觉得太麻烦了。

孙思邈知道他不乐意，但是如果给男子开一个月的药，对男子的病没有好处。这是因为男子的病是长期积劳形成的，孙思邈担心他隔一段时间，病情会有变化，因此叫他过 5 天再来，视病情需要再换药方。

一个月都过去了，那个男子一直没来，而孙思邈也因为患者多，将那个男子忘了。可是有一天，孙思邈在大街上遇见男子时发现他脸色红润、精神饱满。孙思邈感到很奇怪，自己只给他开了5天的药，按理不会有如此奇效。

孙思邈在年幼时，曾患某种疾病，经常请郎中治疗，长时间服用药物才医治好了疾病。

对于这种需要长期服药的疾病，他太熟悉了，不可能短时间内痊愈。孙思邈感到很好奇，便过去询问男子。

男子见到孙思邈，毫不隐瞒地讲述了实情。原来，他吃了孙思邈的药后，感觉是有一些效果，但是来去路途遥远，十分不便。他就拿着孙思邈的方子就近到一个小药铺买药。

药铺掌柜一看药方，说店里配不齐这些药，但是他这里有一种药也能医治他的病。男子也没多想，让掌柜拿出来看看，结果是一种大"蘑菇"。

掌柜说，别看它长得像蘑菇，其实是一种良药。男子见掌柜说得很肯定，就买了食用，谁想效果很好。他睡觉香了，咳嗽也好了，身体状况明显改善。因此，他就没有再来找孙思邈。

孙思邈听得将信将疑，哪有蘑菇能治病的。可看到男子的模样又不能不信。于是孙思邈问能不能带他去看看那种神奇的蘑菇，男子答应了。

他们走到一座山脚下，来到一个药铺里，果然见到了与众不同的"蘑菇"。比起其他蘑菇来，它质硬，表面呈棕褐色。

孙思邈看到这种"蘑菇"后，立刻知道那位男子为什么不需要再来找他了，此"蘑菇"便是灵芝啊。医书上早有记载，灵芝正好能治疗男子的疾病。

孙思邈问这些灵芝是从哪里来的？掌柜说，都是他儿子从大山里采的。孙思邈心中感叹，这"蘑菇"比他的药方还好，只是很难采到，没想到这里有。

之后，孙思邈对灵芝做了很多研究，而且从 35 岁开始，他也食用野生灵芝。

据百姓传闻，孙思邈活到了 141 岁，才无疾而终。他的长寿多少跟长期食用灵芝有关。

# 天麻：

## 治头晕目眩的良药

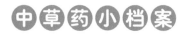

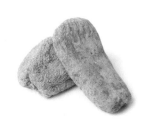

天麻的入药部位为兰科植物天麻的干燥块茎。天麻色黄白、角质样、切面半透明，多为切薄片生用。天麻有息风止痉、平抑肝阳、祛风通络的功效。现代药理研究认为，天麻有镇静催眠、抗惊厥、抗焦虑、抗抑郁、降血压、保护心肌细胞、抗炎、镇痛等作用。

经常用脑的人可能对天麻很熟悉，因为天麻有镇静、镇痛、降低血压、明目益智等作用，可用于治疗眩晕眼花、神经衰弱、肢体麻木等病症。

食用天麻的方法很多，有的人将天麻打成粉食用，还有的人

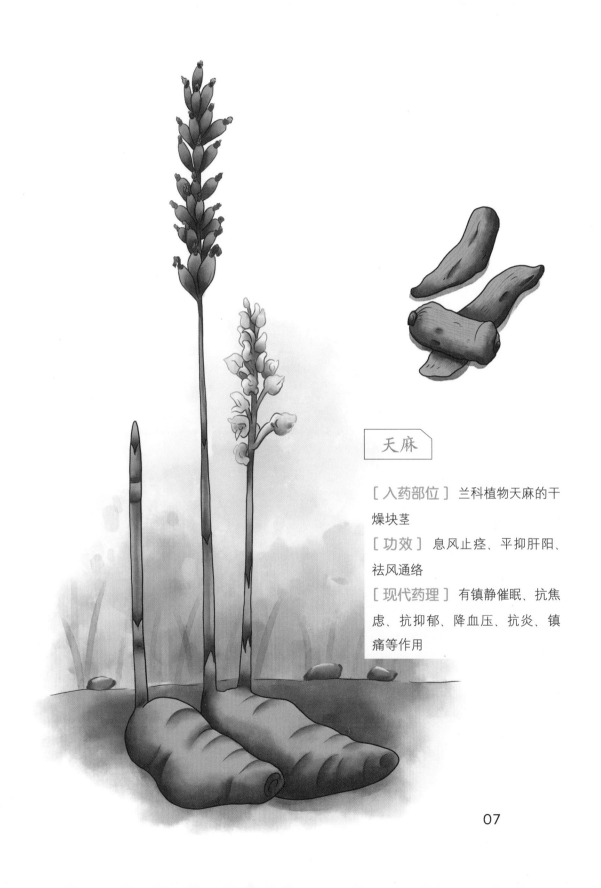

天麻

[入药部位] 兰科植物天麻的干燥块茎

[功效] 息风止痉、平抑肝阳、祛风通络

[现代药理] 有镇静催眠、抗焦虑、抗抑郁、降血压、抗炎、镇痛等作用

喜欢将天麻放到乌鸡、鹌鹑、鱼头等食材中炖汤喝以调理身体，治病防病。

在远古时期，生产力落后，部落之间又经常打仗，人们的生活十分艰苦。百姓生病、打仗受伤，没有药医治，只能带着遗憾离开人世。神农为了找到可以治病的良药，千辛万苦，费尽心机。

一年，神农上山去寻药，由于路面湿滑，一不小心跌了一个跟头。他躺在地上，只觉得头晕眼花，手脚麻痹。神农在恍惚中，看见一支红色的"利箭"直直地立在距离他不远的地方。

神农吓得不轻，难道是敌人过来袭击他？他赶紧躲了起来，可是过了一会儿，他左看右看，没有发现敌人的影子。他再去看那支红色的"利箭"，顿时哭笑不得。这哪是什么利箭，原来是一种红色的植物。

这种植物引起了神农极大的兴趣，将它挖出来一看，块茎有点像土豆。神农将这种植物的块茎带回家中研究，发现吃了以后，头脑变得清醒，不再眩晕，手脚麻痹也有好转。之后，神农又把此物给有眩晕症状的病人服用，同样有效。于是神农确定此物是一种治病的良药。

这种植物来得有些神奇，神农认为它是天上神仙射下来的红色箭羽。因此，神农就将这种植物命名为"赤箭"。

赤箭药效很好，逐渐被老百姓认识和使用。可是老百姓用的都是它那像土豆一样的块茎，说它是赤箭好像不太合适。那么，它像什么呢？百姓觉得这个东西更像麻鞋，而且是上天赐予的，因此称它为"天麻"。

后来，李时珍对天麻做了很多研究，进一步明确了天麻的药效，并在《本草纲目》中写道："此物天赐，为仙人行迹失掉缠足之麻。"意思是说，这个东西是神仙遗留之物。

## 知识小链接

天麻　名贵中药材之一。天麻无根无叶，不能进行光合作用，需要依靠蜜环菌供应营养生长繁衍。立冬后至次年清明前采挖的天麻，名"冬麻"，质量优良；春季发芽时采挖的天麻，名"春麻"，质量较差。

# 核桃：

## 补肾温肺的坚果

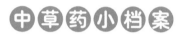

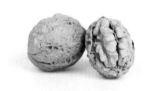

核桃的入药部位为胡桃科植物胡桃的干燥成熟种子，多为生用。它有补肾、温肺、润肠的功效。现代药理研究认为，核桃仁有延缓衰老、镇咳等作用。

大家都吃过核桃吧，用力敲碎核桃坚硬的外壳，里面的核桃仁就呈现在眼前。核桃仁里含有丰富的脂肪油、多种维生素及钙、磷、铁等元素。核桃仁有很好的养生保健作用，被称为"长寿果"。核桃仁常被用来与其他食材煮粥、制糕点、熬汤，是一种非常好的滋补佳品。

这么好的坚果，是怎么被人们发现的呢？相传，是张骞从西

核桃

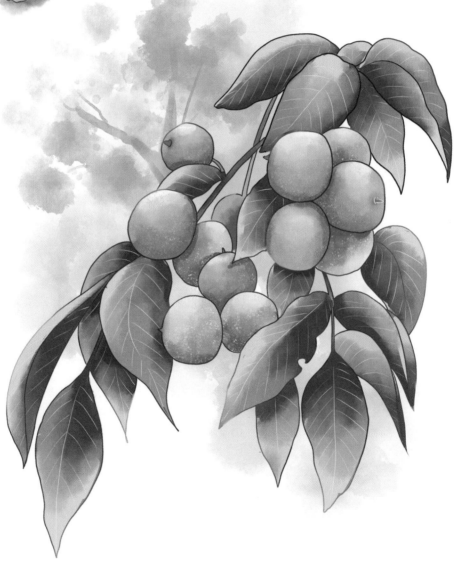

［入药部位］ 胡桃科植物胡桃的干燥成熟种子

［功效］ 补肾、温肺、润肠

［现代药理］ 有延缓衰老、镇咳等作用

域引入的。西域物产丰富，为什么张骞要引入核桃呢？因为核桃不仅是一种好吃的坚果，也是一种能治便秘的良药。只是那时，它不叫核桃，而是叫胡桃。

汉武帝派张骞出使西域，希望能联络月氏国共同对付匈奴。张骞带着一百多人出发，途经河西走廊时被匈奴兵发现，张骞躲避不及被抓了起来。

匈奴的大王知道张骞此行的目的，本想杀了他们，可是臣子说，两军交战都不杀使臣，张骞是汉朝派出来的使臣，不能杀掉。大王一听，既然不能杀，那就让他们去放羊牧马吧。

张骞不得已，只好去当一名牧人。他身在草原，心系大汉，时刻不忘汉武帝交给他的使命。后来，张骞终于寻到一个机会，带着随从跑出了匈奴控制的地盘。

由于他们出逃得很仓促，没有携带足够的水和干粮，只好忍饥挨饿一路向西，来到了一个叫大宛（在今中亚细亚）的国家。

这里的国王看到张骞一行人是汉朝的使臣，热情地招待了他们。酒桌上放满了各种精美的菜肴，张骞和随从们放开肚子大吃了一顿。第二天、第三天顿顿有肉吃，可是张骞却变得愁眉苦脸起来。

国王不解地问："是对菜肴不满意，还是什么地方怠慢了你们？"

张骞说："国王为我们提供丰盛的菜肴，实在是感激不尽。只是……"

国王见他吞吞吐吐，于是说："有事你尽管说。"

张骞如实说道："我们中的不少人拉不出大便，十分难受。"

国王哈哈大笑，立即派人去请郎中。郎中问清病情以后，告诉了他们便秘的原因。西北部分地区缺水，张骞一行人在逃亡的过程中，精神过度紧张，而且长时间没有饮水，来到大宛又吃了大量肉食，因此很多人出现了便秘。

张骞听了连忙问应该用什么办法治疗。郎中说这个问题好解决，命人给他们准备了胡桃粥。张骞觉得胡桃很好吃，但用它治病，他还是有些疑虑。

郎中看出他的疑虑，就告诉他放心食用，保证管用。

过了一两天，张骞一行人恢复了神采，便秘居然治好了。张骞向国王表示感谢，国王很高兴地拉着张骞看他们的汗血马。张骞看着汗血马心中暗想，这不正是大汉所需的吗？

现在很多人出门都喜欢带当地的特产回去，古代的张骞也很喜欢带特产。他离开大宛时带了汗血马和胡桃。张骞回到大汉后，向汉武帝介绍了出使的经过，以及大宛国的人文地理，并着重说了那里的汗血马和胡桃。汉武帝对汗血马很上心，而对胡桃并没在意。

受过便秘之苦的张骞回来以后，非常注意饮水，并将胡桃引进到大汉的土地上栽培种植。虽然汉武帝不喜欢胡桃，但王公大臣和老百姓却十分喜欢。大家吃了这种坚果都说不错，也开始自行种植。就这样，胡桃逐渐成为老百姓经常食用的食物。

到了隋朝，由于统治者有胡人的血统，非常忌讳别人说"胡"字。带有"胡"字的胡桃必须改名，老百姓就改称它为核桃。

### 知识小链接

**补肾** 中医术语。补有补充、滋补的含义，肾不能单指肾脏，在中医的眼中，"肾"包括肾阳、肾阴和肾气虚等虚证。补肾一般指通过饮食、药补、健身运动、气功、针灸、按摩等方法达到改善肾虚的状态。

# 人参：

## 补气最全、最快的百草之王

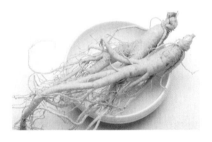

人参的入药部位为五加科植物人参的干燥根和根茎，有特异香气，味微苦而甘。以切面色淡黄，有点状树脂道者为佳，多为生用。人参有大补元气、补脾益肺、生津养血、安神益智等功效。现代药理研究认为，人参有增强消化、抗疲劳、抗衰老等作用。

人参为补气最全、最快的百草之王，不仅能补心、脾、肺气，而且能用于危重症。凡有大汗、大吐、大泻、大失血或大病、久病所致元气虚极欲脱，气息微弱，汗出不止，脉微欲绝者，可以单用人参大量浓煎服。

大家可能很奇怪，为什么叫它人参呢？因为人参的形状就如人的体态一般，看起来有头有脚，四肢健全。人参有"地精"之名，据说它是吸取土地的精华而生。

那么，成了"精"的人参还能被人抓住吗？当然能。相传人们在发现人参的时候要给它绑一根红绳，绑上红绳以后，这根人参有主了，它也就跑不掉了。

传说在很久以前，在长白山松花江畔的一座寺庙里住着两个和尚，他们是一师一徒。师父是个老和尚，身披袈裟却无心念佛，老想着长生不老、成佛成仙。徒弟年幼，心地善良，对师父言听计从，他整日按照师父的吩咐，念佛诵经，打扫庭院。

老和尚不安心打理寺庙，导致寺里的香火寥寥。老和尚还喜欢交朋结友，经常出门。

一日他外出会友，小和尚在庙里干活。突然，一个穿着肚兜的小娃娃跑了进来。小和尚见到小娃娃非常好奇，忙问小娃娃他的父母去哪儿了？小娃娃说："我是天生地长的，没有父母。"小和尚被他逗乐了，怎么可能会有没有父母的孩子呢？

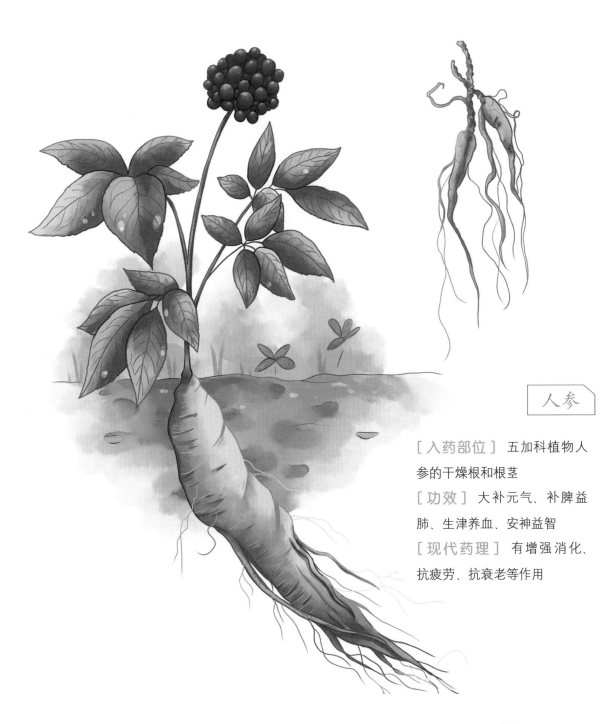

人参

[入药部位] 五加科植物人参的干燥根和根茎

[功效] 大补元气、补脾益肺、生津养血、安神益智

[现代药理] 有增强消化、抗疲劳、抗衰老等作用

两人很快成了好朋友，小娃娃帮小和尚干活，小和尚陪小娃娃在庙里庙外疯玩。直到夜幕降临，两个人才道别。后来，只要老和尚出门，小娃娃都会跑到寺庙来跟小和尚一起玩。

半个月后，老和尚发现小和尚面色红润，精力旺盛，感觉有些古怪，于是就问小和尚是不是最近有什么异常。小和尚摇摇头，并没觉得有什么异常。老和尚不相信，让他好好想想。小和尚说，最近有个小娃娃经常过来玩，不知道这算不算异常。

小娃娃？老和尚感到很疑惑，忙问小娃娃的来历、相貌以及衣着形态。小和尚毫不隐瞒，一一回答。老和尚听了瞬间变得激动，脸上露出异乎寻常的惊喜神情。

老和尚从盒子里取出一根细细的红线，并穿上了针，递给小和尚，说："下次小娃娃来找你玩的时候，你悄悄把这根针别在小娃娃的红肚兜上。"

小和尚点点头，但还是忍不住问了句为什么。老和尚并不作答，只是眯缝着眼睛告诉小和尚，只管照他说的做就行。

第二天，老和尚又出门了。小和尚想，小娃娃今天还会不会过来玩呢？他坐在门口耐心地等待，就这样等了一上午，小娃娃一直没有出现，小和尚不免有些失落。

正当小和尚略显焦急时，小娃娃突然一蹦一跳地出现了，两人又疯玩了一下午。临别时，小和尚突然想起师父的吩咐，于是趁小娃娃不注意的时候，将针别在了他的红肚兜上。

晚上，老和尚赶了回来，问小和尚事情办得怎么样，小和尚说办妥了。老和尚满意地点点头，小和尚却突然有了一种不好的预感。

第三天清晨，老和尚拿着锄头二话不说就出门了。老和尚很少干农活，此时拿着锄头出门干什么呢？只见老和尚一边走，一边寻找着什么。他在山中转悠了半天，许久才在树林间找到一根红线头，顺着这根线，老和尚寻了过去，一株神草出现在他的眼前。

只见这神草顶上弥漫着紫色的烟气，在绿叶间挺立着一枝花柱，柱头上结着宛如红宝石般的珠果。老和尚大喜，拿起锄头就开始挖这棵神草。挖了许久，老和尚挖出了一个白白净净像孩童一般的人参。

老和尚高兴地扔掉锄头，抱起人参就往回走。回到寺庙中，立刻放进锅里蒸煮。小和尚看着师父的举动十分奇怪，趁师父上茅房的间歇，打开锅盖一看，锅里躺着的不就是穿着红肚兜的小娃娃吗？

小和尚瞬间明白师父为什么要打听小娃娃的情况，目的就是吃掉这个小娃娃。他一向对师父尊敬有加，没想到他竟这般歹毒。小和尚气愤不已，顾不得许多，努力把小娃娃叫醒。

小娃娃醒来后哇哇大哭，小和尚心里难受，试图抱起小娃娃，可是怎么也抱不动。小娃娃告诉小和尚只要解开他肚兜上的那根红线，他就能得救。

小和尚听后赶紧解开红线，没承想就在此时老和尚跑了过来，飞起一脚把小和尚踢倒，嘴里还骂小和尚是蠢材，坏了他的好事。

小和尚连忙爬起来护住小娃娃，他说："他是我最好的朋友，不许你伤害他！"

老和尚"哼"了一声，警告他："你给我让开，成仙以后，你可以交更多的好朋友。"

小和尚坚定地摇摇头，执意护住小娃娃。

这下可把老和尚惹怒了，他恶狠狠地扑过来，但还是晚了一步，小娃娃的红线已经被解开，此时他如脱缰的野马，瞬间失去了踪影。

这个小娃娃到底是什么呢？其实他就是长年吸取天地精华，而成了"精"的人参娃。那么，老和尚为什么要抓人参娃呢？因为吃人参可以益寿延年，而吃了人参娃可以成仙，长生不老。

老和尚最终徒劳一场，而小和尚因为这件事看清了师父的伪善面目，最终离开了寺庙。

## 知识小链接

人参　名贵中药材。野生的人参名"山参"；栽培的人参俗称"园参"；播种在山林野生状态下自然生长的称为"林下山参"，习称"籽海"。

# 杜仲：

## "植物黄金"，名贵的滋补药

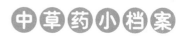

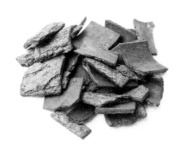

杜仲的入药部位为杜仲科植物杜仲的干燥树皮，炮制需刮去粗皮，堆置"发汗"至内皮呈紫褐色，晒干。杜仲多为生用或盐水炙用。它有补肝肾、强筋骨的功效。现代药理研究认为，杜仲有降压、保肝、抗病毒、抗紫外线损伤等作用。

杜仲是一种名贵中药材，滋补作用很强，有"植物黄金"的美誉。

杜仲的花、叶、果都有药用价值，其中杜仲叶和杜仲皮同样被列入《中国药典》。在日常生活中，我们用杜仲泡酒、泡茶和煲汤；用杜仲叶炒菜、熬粥，做出来的食品美味香醇，老少皆宜。

"杜仲"这个名字听起来怪怪的，有什么来历呢？

相传很久以前，在四川青城山下的村庄里，住着一个叫山娃的小伙子，靠每天做些杂活维持生计。山娃的母亲常年劳作，加之上了年纪，总感觉腰膝酸软、筋骨无力。山娃是个孝子，总想着为母亲解除疾患，然而他挣的钱，根本不够请郎中。

为此，山娃感到十分沮丧。这时村里有个老人对他说："据说山中有一棵十几年的老树能医治你母亲的病。"

山娃听了苦笑道："青城山上，别说有十几年的老树，就是上百年的树木都有不少。该怎么去寻找呢？"

老者叹道："我也只是听说这棵树能治病，具体在哪儿我也不知道。"

山娃感到有点失望，只好在上山时细细留意。一天天过去，他在山中漫无目的地寻找，见的大树实在太多了，就是不知道老者说的能治病的树是哪一棵。

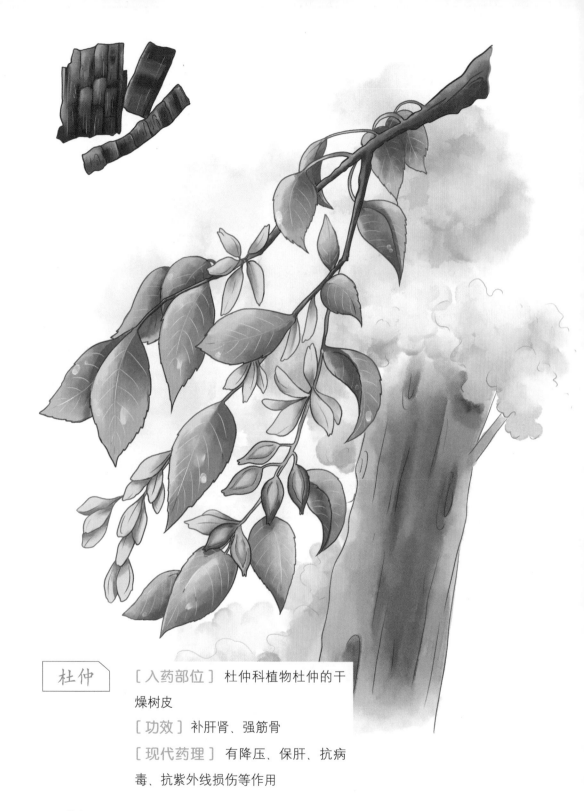

杜仲 ［入药部位］杜仲科植物杜仲的干
燥树皮

［功效］补肝肾、强筋骨

［现代药理］有降压、保肝、抗病
毒、抗紫外线损伤等作用

24

这一天，他走过一道沟时，一不小心掉进沟中动弹不得。如果再遇见凶猛的野兽，估计他就性命难保了。眼看天就要黑了，山娃恐慌不已，大声叫喊求救，希望可以引来路人。可是这深山老林别说傍晚，就是白天都很少有人经过。

正当山娃陷入绝望之际，一位鹤发童颜的老道突然出现在他面前，二话不说将山娃背起就走。山娃吓了一跳，本想大喊，但感觉老道似乎没有恶意，再说自己被困在此，万一老道真能救自己出去，那也算是自己的造化。于是山娃不作声，任由老道背着他走。

老道把山娃背到茅屋中，帮他清理好外伤。山娃只觉得全身疼痛，筋骨无力。

老道给他把脉后说："你肝肾不足，正好这山上有一种药能滋补肝肾，强筋健骨。"说着他来到一棵老树前，剥下皮洗净后给他煎水喝。

山娃猛然想到村里老者说的话，莫非这便是那棵能治病的树？老道哈哈大笑说："它确实可以治病，你叫它能治病的树也没错。"

山娃听后欣喜若狂，千辛万苦寻找它，现在终于有了着落。

第二天，山娃明显好了许多，老道过来向他辞行，并告诉他："你在这里歇息几天，身体应该就无大碍了。茅屋里有一些干粮，你可以吃，那些树皮你可以继续煎水喝。"

山娃点点头，为了表示谢意，他问了老道的名字，不料老道摆手说："举手之劳，不必言谢。"

山娃心里牵挂老树，又问那棵树叫什么名字。

老道并不回答，而是对着老树吟了一首诗："此木土里长，人中亦平常。扶危祛病魔，何须把名扬！"说完，飘然而去。

山娃望着老道的背影，心中满是感激。几天过去，他完全康复，便带着树皮回了村子，他用树皮煎水给母亲服用，果然有效，这让山娃非常高兴。

遇上村里人也因为肝肾亏虚出现腰膝酸痛、筋骨无力，山娃就把此树皮推荐给村里人使用。由于这种树皮药效好，村里人纷纷向山娃打听它的名字。

山娃也不知道，正在思考之际，突然想起那位鹤发老道念的四句诗。这首诗像有深意，表面上看，表达了一种扶危济困、淡泊名利的超然态度，而实际上，从字词分析，"木"旁边一个"土"，是"杜"字，"人中"合起来就是"仲"，两个字合起来为"杜仲"。他觉得这不就是树名吗？于是，山娃告诉村里人，这种药材叫杜仲。

此后，杜仲名气越来越大，使用的人也越来越多。它不仅广泛用于治病，而且被大量用于养生保健，如今成了一种名贵的滋补药材。

## 知识小链接

给杜仲树剥皮的时候，只要切口不太深，就不会影响树的正常生长。为了保护资源，一般采用局部剥皮法。在清明至夏至间，选取生长15～20年以上的植株，按药材规格大小，剥下树皮，刨去粗皮，晒干，置于通风干燥处。如果将杜仲的树皮折断，就会看到折断处有银白色丝线连接，密集而富有弹性，这是鉴别杜仲真伪的常用方法之一。

# 冬虫夏草：

非虫非草，补肾益肺的良药

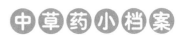

中草药小档案

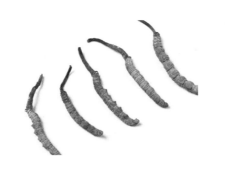

冬虫夏草是麦角菌科真菌冬虫夏草菌寄生在蝙蝠蛾科昆虫幼虫身体上的子座和幼虫尸体的干燥复合体，气微腥，味微苦，以完整、虫体丰满肥大、外色黄亮、内色白、子座短者为佳，多为生用。冬虫夏草有补肾益肺、止血化痰的功效。现代药理研究认为，冬虫夏草有平喘、镇咳、祛痰、降压、降血脂等作用。

冬虫夏草是我国名贵滋补药材，既可以入药，也可以食用，有很高的营养价值。它含有虫草酸、虫草素、虫草多糖，以及多

28

种氨基酸和维生素，有比较好的治病、防病及保健作用。由于它价格昂贵，因此有"软黄金"之称。

冬虫夏草药性温和，可以煎煮、炖汤、泡药酒，也可以直接咀嚼。

大家可能感到很奇怪，冬虫夏草到底是虫，还是草呢？其实说它是虫或草都不对。它是麦角菌科真菌冬虫夏草菌寄生在蝙蝠蛾科昆虫幼虫身体上的子座及幼虫尸体的干燥复合体。它包括两个部分：死掉的幼虫尸体，以及从幼虫头部长出的真菌。

现在一般认为，最早记载冬虫夏草的本草文献是清代的《本草纲目拾遗》，但据研究，我国食用冬虫夏草最早可追溯到2000多年前的西汉海昏侯时期。这种药材后来受到很多人追捧，传说与武则天有着不解之缘。

武则天是我国历史上唯一的正统女皇帝，她有治国安邦之才，在位期间得到很多人支持。晚年的武则天体弱多病，时常咳嗽不止。御医想方设法为武则天治病，但是疗效一直不理想。

一日，武则天又因感风寒病情加重，没有食欲，躺在寝宫不敢出去。御膳房一位跟随武则天多年的康师傅，厨艺精湛，眼见武则天病倒，看在眼里，急在心头。他想起家乡虚弱的老人感冒咳嗽，用冬虫夏草炖鸡吃，治病效果不错。于是，他有心试一试。

第二日，康师傅为武则天呈上了一碗冬虫夏草乌鸡汤，放在桌上，远远地就能闻到香味。他猜武则天一定会喜欢，心里正得意，谁料武则天一看里面居然有虫子，她立刻感到恶心想吐，觉得康师傅分明是想害她。

康师傅赶紧解释，汤碗里虫子模样的食物是冬虫夏草。可是武则天气得脸色发白，哪还容他解释，直接命人将康师傅打入了大牢。

御膳房的李师傅听说好友康师傅入狱，便赶过来看他，问其缘故。康师傅如实相告，并叹着气说，都怪自己好心办成坏事。

李师傅非常同情康师傅的遭遇，也有心试一试。又过了一日，李师傅为武则天炖了冬虫夏草鸭子汤，呈上来时，满屋子飘着香味。武则天有了一些食欲，便尝了一口，感觉汤味鲜美，就一勺一勺地吃了起来。

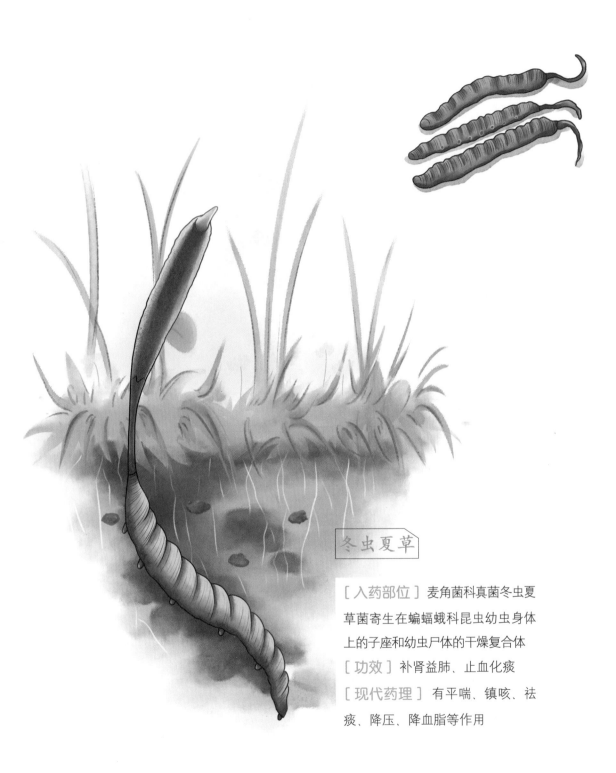

冬虫夏草

[入药部位] 麦角菌科真菌冬虫夏
草菌寄生在蝙蝠蛾科昆虫幼虫身体
上的子座和幼虫尸体的干燥复合体

[功效] 补肾益肺、止血化痰

[现代药理] 有平喘、镇咳、祛
痰、降压、降血脂等作用

见武则天有了食欲，接下来的日子李师傅每天都给她炖冬虫夏草鸭子汤。武则天吃得津津有味，她惊奇地发现自己的身体居然有了很大的改善，就连咳嗽都好了许多。她问李师傅汤里放了什么东西，怎么比御医开的药方还管用。李师傅笑着告诉武则天，虽然是汤，但也是治病的药。

武则天听了感到好奇，连忙问是什么药。李师傅如实禀告是冬虫夏草。武则天点点头，突然又像想起了什么一样，厉声问道："你给我吃的是虫子？"

李师傅见时机已到，笑着说："冬虫夏草像虫子，但不是虫子，它是一种上好的药材，可以治疗肺肾两虚的久咳虚喘，因此康师傅才推荐给陛下使用。"

武则天听后恍然大悟，说道："既然康师傅不是想谋害我，那就将他放了吧！"

康师傅被放出来以后，第一时间就去感谢李师傅，只是他很奇怪，李师傅是用什么方法说服武则天的呢？

李师傅说："我将20根冬虫夏草塞进鸭肚里，再将其放进锅里炖煮，这样皇帝就看不到虫子，也就不会反感了。"

康师父傅听了连连称赞，同时也为自己不会变通而感到惭愧。

知 识 小 链 接

《本草纲目拾遗》　　清代本草学家赵学敏编著，是继李时珍的《本草纲目》后，对药学的再一次总结。以拾《本草纲目》之遗为目的，共十卷，载药921种，其中《本草纲目》未收载的有716种，包含不少民间药材，如冬虫夏草、太子参等，以及一些外来药品，如香草、臭草等。这本书除了补《本草纲目》之遗外，又对《本草纲目》所载药物备而不详的加以补充，错误处给予订正。对研究《本草纲目》与明代以来药物学的发展，起到了重要的参考作用。

# 三七：

## 止血消肿，"血管的清道夫"

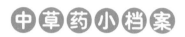

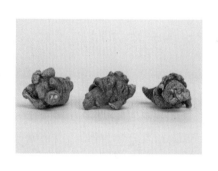

三七的入药部位为五加科植物三七的干燥根和根茎，质坚实，断面为灰绿色，或捣碎。或碾细粉用。三七有散瘀止血、消肿定痛的功效。现代药理研究认为，三七有止血、促进造血、抗血栓、调节心功能、镇痛、保肝利胆等作用。

三七是一种大家都熟悉的中草药，我们常用的云南白药气雾剂、复方丹参片、麝香痔疮栓等中成药中就有三七。

三七中富含黄酮和皂苷类成分，能降低血液中的胆固醇，舒张血管，清除血管中的沉积物，因此有人将三七称为"血管的清道夫"。

三七可以打成粉单独食用或调清水外敷，也可以与其他药材一起使用，如三七和西洋参搭配，能预防心脑血管疾病。

大家可能会疑惑，三七药效这么好，为什么名字听起来怪怪的？其实三七最开始叫金不换，意思是，好药即便是金子也不换。可后来为什么改叫三七了呢？其中有这样一个故事。

很久以前，有一对父子，父亲高郎中医术高超，在乡里治病救人。儿子华弟是个聪明的孩子，却不走正途，整日游手好闲、不务正业，经常与一些纨绔子弟打架嬉闹。

一日，华弟与人打架时被打得腿部流血，高郎中一边责怪，一边赶紧为他止血救治。对于高郎中的责怪，华弟是左耳朵进，右耳朵出，根本不在乎。他看到父亲给自己用药，连外敷带内服，血很快就止住了，就随口问了一句用的什么药，效果这么好。

高郎中说："这就是我们自家种植的金不换呀！"

华弟听了不由感叹："想不到咱家还有这种神药。"

高郎中瞪了儿子一眼，无可奈何地摇摇头。

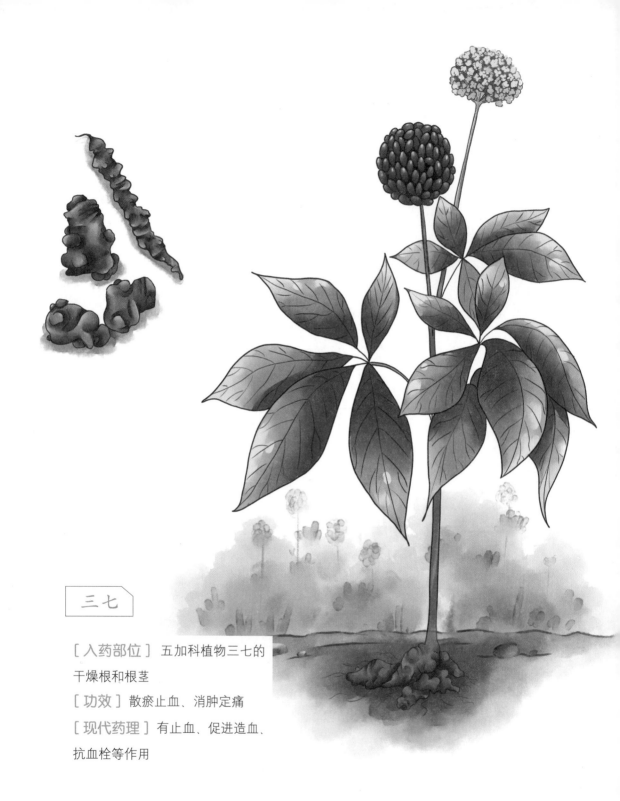

三七

［入药部位］五加科植物三七的
干燥根和根茎

［功效］散瘀止血、消肿定痛

［现代药理］有止血、促进造血、
抗血栓等作用

华弟腿伤好了以后，老实了一阵子。一日，他突然问起自家种植的金不换在哪儿，高郎中说就种在后院，说完他特别提醒儿子，左边的金不换才种了一年，右边的有三四年了。华弟点头说知道了。高郎中以为儿子肯学习了，由衷地感到高兴，可是他万万没有想到华弟有自己的小算盘。

过了一段时间，华弟出门与纨绔子弟一起玩耍，结果又出事了。他因为胡闹，将县令的小儿子打伤了，县令的小儿子被打得下半身流血不止。华弟却一点也不慌，因为自家有药。

华弟以为，别人家有矿，不怕穷，自己家有药，不怕打架受伤。因此，他并不是很着急。

华弟挖了后院左边的药材，简单加工后，给县令家的小儿子施药。他正为自己的"英明"得意时，意外发生了。只见伤者下半身的血不但没有止住，反而血流成河，这下可把华弟吓坏了。

眼看伤者疼得哀号不止，幸得高郎中及时赶到，给伤者上药，血才止住。即便如此，县令的小儿子依然在床上躺了半个月才能下床。

县令恼怒，将华弟抓捕到县衙。华弟狡辩是因为药不行。县令气得头发都竖起来了，命人打了华弟 20 大板。华弟的屁股被打得皮开肉绽，叫苦连天。

高郎中将儿子接回家，华弟一个劲儿地抱怨："爹爹欺我，给的药不行。"高郎中生气地说："哪里是自家的药不行，左边的药材才生长一年，还没到年限就采挖，药效肯定达不到。"

华弟不反思自己，反而责怪父亲："为什么不早跟我说？"

高郎中说："我们家的药材那么多，平日督促你多学习，你认真学过吗？"

华弟低着头不说话，在家卧床半个月才能下地。

这次教训对华弟实在太大了，他逐渐认识到自己不读书学习的严重后果。从那以后，华弟不再出去闹事了，而是跟高郎中学习用药知识，慢慢成了父亲的好帮手，专门帮高郎中管理中药材。

华弟认真研究了金不换，发现它不仅能止血，而且能消肿止痛，药效非常好。只是这种药，要长 3 ～ 7 年，药效才最好。为了避免别人也犯自己犯过的错误，他向高郎中提议，将它改名为三七。

高郎中问其原因，华弟说："这种药材要 3 ～ 7 年药效才最强，改名是为了提醒采药人不要提前采挖。"

高郎中一听，还真有点道理，连连点头表示赞同。

此后，高郎中写处方时，就将金不换改成了三七。而其他的郎中也觉得这样叫很合理，于是大家都开始这样写。自此，金不换变成了三七，沿用至今。

### 知识小链接

《本草新编》中说："三七根，止血之神药也。"三七号称"金疮要药"，人们将它比作"金不换"，是外科的常用药，我国著名的"云南白药"中即含有本品。人工栽培的三七，多种在田野，称为"田七"。

# 牛膝：

## 强筋骨、补肝肾的良药

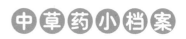

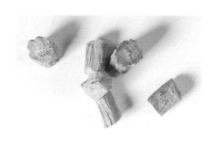

牛膝的入药部位为苋科植物牛膝（怀牛膝）的干燥根。牛膝切面淡棕色，略呈角质样。牛膝多切段，生用或酒炙用。它有逐瘀通经、补肝肾、强筋骨、利尿通淋、引血下行的功效。现代药理研究认为，牛膝有保肝、护肝、强心、增强免疫力等作用。

大家看到牛膝，是不是会认为这种中草药跟牛的膝盖有什么关系？它跟膝盖确实有点关系，但是跟牛并没有直接关系，它只是一段不起眼的根。虽然只是一种植物根，但它却是一味很

40

"牛"的中药材，有多重功效，备受医家的青睐。

那么，它为什么叫牛膝呢？是因为医家有这样一个说法：牛膝常用于治疗膝盖及膝盖以下的疾病，还用于治疗肝肾亏虚引起的腰膝酸软、身体没劲、腿麻腿沉、脚抽筋等。

关于牛膝，还流传着一个小故事。

在民间，有这样一句口头禅：教会徒弟，饿死师父。正常情况下，学生努力学习，师父倾囊相授。可遇到人品差的徒弟，将师父的真本领学会以后，可能会做出背叛师父的事。为此，师父为了保护自己，通常会在教徒弟时有所保留。

有一个医术高明的张郎中，德高望重，膝下无子。由于年纪大了，他收了三个徒弟，一边教他们采药、制药，一边教他们行医治病。

几年过去，三个徒弟的本领也学得差不多了。于是，张郎中将几个徒弟召集到一起，说自己年纪大了，而且身体也很差，让他们各自去谋生。

说是让徒弟们自行谋生，但张郎中心里也十分不舍，他想：教了徒弟们这么多年，如今就要分离，不知道他们三个谁能继承自己的衣钵。

大徒弟认为师父之所以德高望重，身上一定藏有很多"绝活"没有传给他，心有不甘。二徒弟比较贪财，觉得师父让他走，将是一个损失。而三徒弟心中还有很多难题没有解决，如对腰膝酸痛、筋骨无力等病症总是难以应付。

大徒弟首先说："师父教我们本领，对我们恩重如山，我想接师父跟我一起住。"

张郎中一听很高兴，有这样的徒弟他感到很欣慰。于是，他去大徒弟的医馆和大徒弟一起住。几天过去，大徒弟对张郎中关怀备至，尽心尽力地侍奉。可是张郎中发现自己随身所带的箱子，还有脱下的衣服口袋，都被人翻过。

张郎中以为遇见了小偷，后来仔细想想觉得不对劲，最后发现是大徒弟所为。原来大徒弟想找师父的"独家秘籍"，可即便是费尽心机，最终也没有找到。

事情败露后，大徒弟不但不反省，反而怪师父没有对他倾囊相授。张郎中十分生气，说自己根本没有什么秘籍，就这样他离开了大徒弟家。

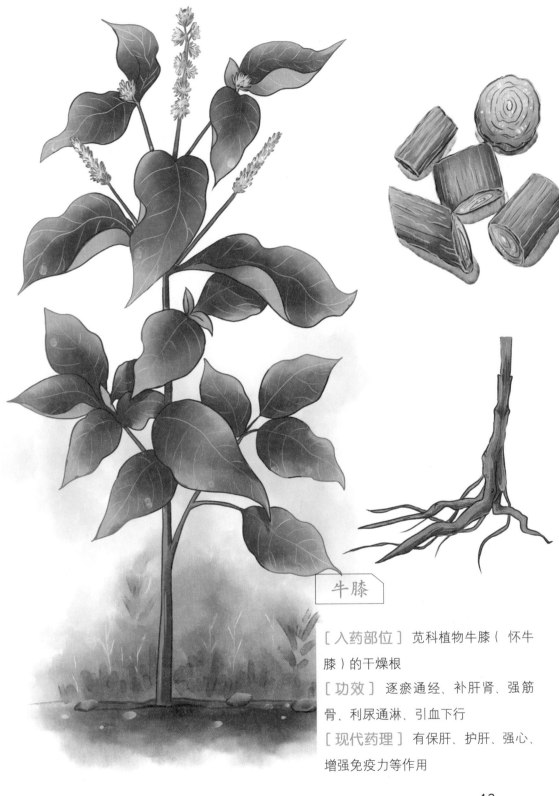

牛膝

[入药部位] 苋科植物牛膝（怀牛膝）的干燥根

[功效] 逐瘀通经、补肝肾、强筋骨、利尿通淋、引血下行

[现代药理] 有保肝、护肝、强心、增强免疫力等作用

43

二徒弟听说以后，立即对师父嘘寒问暖，想把师父接到他家。张郎中本想推托，最后架不住二徒弟劝说，还是答应了。二徒弟也开了一家医馆，师父来了以后，他经常以师父的名义坐诊。有了师父这块"金字招牌"，二徒弟的医馆红火起来。

张郎中觉得在有生之年，能帮帮徒弟也好，但是他受不了的是二徒弟对患者的态度。对有钱的患者，二徒弟借机抬高诊费和药费；而对贫苦的患者，不管病情如何，只想打发走。

张郎中劝二徒弟对患者要一视同仁，谁知二徒弟立刻变脸，说师父多管闲事。张郎中气得不行，一走了之。回到家后张郎中生了病，卧床不起。大徒弟和二徒弟都装作不知道，不闻不问，只有三徒弟来了，给师父端茶倒水，照顾得无微不至。

张郎中叹道："我身无分文，也没有什么秘籍，即便是你开医馆我也没办法去帮你了。"

三徒弟说："我过来只是想报答师父的。"

张郎中见他这样说，也不再说什么。

一个月过去，三徒弟对师父像对父亲一样孝顺，态度始终如一。张郎中感到很高兴，知道只有他才能继承自己的衣钵。

张郎中知道自己的病情，也知道自己剩下的日子不多了，于是他将三徒弟叫到床前，坦诚相告："我行医的大半辈子，都是在不断地摸索和学习，如果你非要问我有什么秘籍，那就是要有一颗医者的仁心。"

师父的话，三徒弟记在心里。他告诉师父自己一定会积德行善，造福百姓，停顿了一下又说自己遇见腰膝酸软、筋骨无力的病人，总感到束手无策，请求师父指点。

张郎中想了一下，颤颤巍巍地走到药柜前取出一包药说："这种药能补肝肾、强筋骨。"

三徒弟还想再问，可是师父忽然倒在地上，离开了他。三徒弟十分悲伤，安葬好师父之后，就秉承师父的遗志，一边行医，一边学习，最终成了像师父一样德高望重的好郎中。

大徒弟想偷师父的秘籍，是何等愚蠢。其实所谓的秘籍就在自己身上，就是能理解患者的痛苦，尽其所能为患者解除病痛，自然就会赢得百姓的尊重，这就是最好的行医秘籍。而二徒弟只想借师父的名气挣钱，却不善待患者，最终一事无成。

三徒弟得到师父给的那包药材，经过认真研究，证实那药确实能补肝肾，治疗腰膝酸痛、筋骨无力的效果也非常好，只是师父没有告诉他这药的名字。

三徒弟仔细观察，觉得药材茎上有棱节，有点像牛的膝骨，干脆给它取名为"牛膝"。这便是这种药材为什么叫牛膝的另一种说法。不知道大家觉得哪一种说法更贴切呢？

### 知 识 小 链 接

**利尿通淋**　中医术语。利尿是指通过医生的治疗，帮助病人排尿的过程。一般尿频、尿急、排尿障碍或涩痛、淋漓不断的症候统称为"淋症"，通淋是指淋症的治疗。利尿通淋通俗来说，是通过利尿，改善尿道的一些疾病。

# 化橘红：

## "中华咳宝"，祛痰的良药

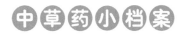

中草药小档案

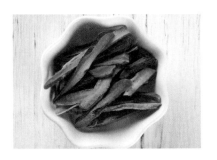

化橘红的入药部位为芸香科植物化州柚的未成熟或近成熟的干燥外层果皮，有理气宽中、燥湿化痰的功效。现代药理研究认为，化橘红有祛痰、消脂、促进平滑肌蠕动的作用。

化橘红是一味"很火"的中药材，在明清两代，化橘红都被列为贡品。由于它的止咳化痰疗效很好，被冠以"中华咳宝"的美誉。

虽然化橘红的名字中有"橘"，但它与橘子无关，而与柚子相关。化橘红和陈皮一样，有存放时间越长越香醇的特点。

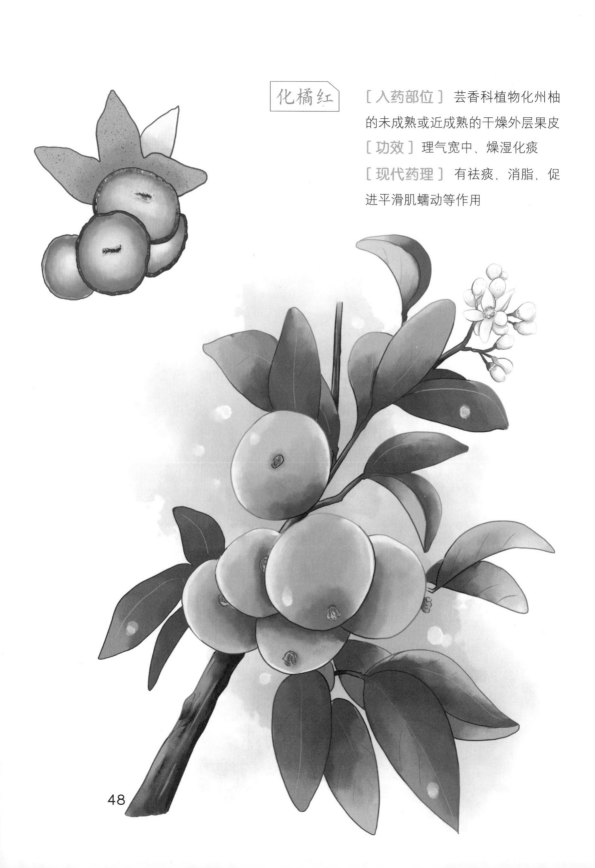

化橘红　[入药部位] 芸香科植物化州柚的未成熟或近成熟的干燥外层果皮
[功效] 理气宽中、燥湿化痰
[现代药理] 有祛痰、消脂、促进平滑肌蠕动等作用

48

化橘红可以代茶饮，非常适合教师、播音员以及咽喉发干、嗜烟喝酒的人士。如果怕苦或干咳，可以适当加一点蜂蜜或红糖来调味。它也是一种常用的中药材，主要用于咳嗽痰多、食积伤酒、呕恶痞闷的病症。

关于化橘红，流传着这样一个故事。

传说在化州有一棵仙人种植的橘红树，结出的果子皮，可以入药，能化痰，治疗咳嗽。

这棵树非常珍贵，因此历代地方长官都对它进行特别保护，每年结了果，都会派专人来采摘。但天不遂人愿，突如其来的一场大风，把这棵树吹断了。化州没有了仙树，但有仙树一事一直流传着。

在北洋军阀时期，有一位姓李的军官路过广东化州时，由于他和官兵们急行军，经几场雨浇下来，很多人都患上感冒、支气管炎等病，咳嗽不止，严重影响行军速度和战斗能力。

军官焦急万分。战场上瞬息万变，把握住战机，就能战胜敌人；反之，后果不堪设想。军官赶紧找军医为生病的士兵治疗，可是军医说没有足够的药品，所以无能为力。

这时，士兵中有人想到，化州不是有化橘红皮吗？它就是治疗咳嗽的良药。但是也有士兵说，那只是一个传说，化州仙树已经被风吹断了。还有的士兵说，仙树虽被吹断，但化橘红一直有。

几个士兵争论了半天也没有结果，另外几个士兵看到化州城郊有一个橘红园，里面有还未成熟的化橘红果，而这个园子的主人已不知所终。

那几个士兵相互看看对方，最终决定爬进橘红园，并摘下几十个未成熟的化橘红果，然后剥皮煮水喝。效果立竿见影，士兵们的病情好转许多。继续饮用两天后，士兵们居然康复了。其他官兵知道后，也去采摘了一些化橘红果，将皮洗净后煎煮服用，咳嗽的症状减轻，不出几日都痊愈了。

这件事被姓李的军官知道后，心中产生了不少疑问，这果子皮真有传说中的那么神奇吗？他早就听说过化州仙树的神话，也听不少商铺老板说过化州橘红。不管真假，事实摆在眼前，于是他派士兵也采摘了一些未成熟的化橘红果，将果皮煎水服用，果然疗效很好。姓李的军官非常高兴，不由赞叹：这地方果然有仙树。

姓李的军官把这种药材在全军推广开来，官兵们很快都痊愈了，并恢复了士气。

后来，这位姓李的军官故地重游，感慨万分。他买了一些化橘红，留作纪念。如今，仙人在化州栽种的那棵仙树，是否真的存在已经不重要了，化橘红早已深入大家的心里。因为它是一味良药。

知识小链接

化橘红又名化州橘红，化州独有，是一种名贵的中药材，十大广药之一，有"南方人参"之称，明清时期曾被列为贡品。2007年，化橘红被国家批准为地理标志保护产品；2009年，化橘红工艺被评为"广东省岭南中药文化遗产"；2011年，化橘红被批准为"广东省非物质文化遗产"。

# 连翘:

清热解毒，疮家圣药

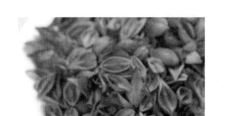

连翘的入药部位为木樨科植物连翘的干燥果实，多为生用，有清热解毒、消肿散结、疏散风热的功效。现代药理研究认为，连翘有广谱抗菌、抗炎、抗过敏和止痛的作用。

天气回暖，黄色的连翘花在枝头绽放，远远看去有点像迎春花，花姿秀丽，惹人喜爱。

这种植物的果实连翘，是一种常用的中药，可以用于风热外感或风寒化热引起的感冒，也可以用于瘾疹、急性和亚急性湿疹，还可以用于肌表的疮疡。

连翘广泛应用于各种方剂中，是治病的良药。细品连翘的名字，大家会不会觉得它像一个人的名字？相传，连翘最早并不是一种植物的名称，而是一个女孩的小名。这个女孩就是岐伯的孙女。

岐伯是我国古时著名的医生，是我国的医家之祖，他与黄帝二人合称"岐黄"，也是中医被称为"岐黄之术"的缘由。

岐伯非常疼爱孙女，经常带着连翘上山采药，治病救人，慢慢地连翘也懂了一些医术。连翘十分聪明能干，不仅能帮岐伯采药，就连岐伯的饮食起居也由她照顾。

有一次，岐伯脚上长了一个毒疮，这可把连翘急坏了。岐伯一时也没找到良药，毒疮越来越严重，岐伯还出现了神志萎靡、昏昏欲睡的症状，而且已卧床不起。

连翘眼见爷爷病情严重，可是又没有可以治疗的办法，不知如何是好，急得哭了起来。哭罢，连翘学着爷爷的样子到山上寻找可以解毒疮的草药。

她找了很久都没有找到，正在心灰意冷时，突然看到一种她从来没有见过的植物。这种植物高约 3 米，枝干丛生，上面有呈

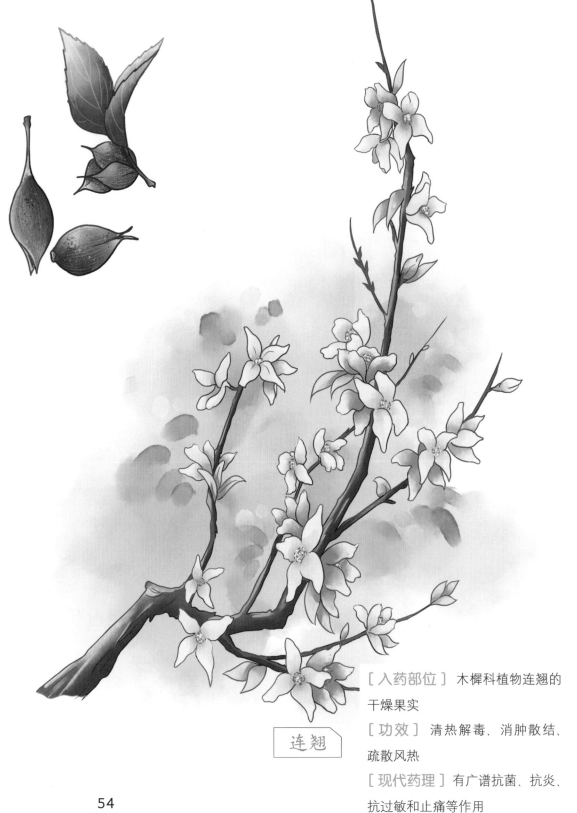

〔入药部位〕木樨科植物连翘的
干燥果实

〔功效〕清热解毒、消肿散结、
疏散风热

连翘

〔现代药理〕有广谱抗菌、抗炎、
抗过敏和止痛等作用

54

卵状的果实。

连翘把果实放在嘴中尝了一下，过了一会儿没有异常反应，她才确定这果实没有毒性，是安全的。她凭着第六感，觉得这种植物可能是一种药材。

她把果实采摘回家，并把自己的想法告诉了岐伯。岐伯笑了，治病用药哪能凭感觉猜测呢？但看到连翘肯定的表情，岐伯也没再说什么。

如果是现在，连翘的做法不妥，因为药材从认识到使用有一套很严格的流程。可是在岐伯生活的那个年代，很多草药都是人们在摸索、实践中不断认识相关药性的。

岐伯接受连翘的想法，甘当"试药人"。于是，连翘抱着试试看的态度，先除去果实中的杂质及果柄，用水洗净，晒干，筛去脱落的芯及灰屑。处理完毕后，煎煮成汤汁，喂给爷爷喝。

几天过去，岐伯的病情慢慢康复。这让岐伯不得不对这种植物另眼相看，猜想它可能是一种自己还不知道的中草药。

后来，岐伯经过多次实践，发现这种植物确实是一种能清热解毒、治痈疽的良药。于是，岐伯把它记入中药名录里。因为这种植物是孙女发现的，所以取名为连翘。

岐伯很喜欢这种药材，在他居住的大臣沟里，栽种了许多连翘。岐伯去世后，墓地东面的大臣沟，沟上沟下遍布连翘，一片生机盎然。

如今，连翘已经成为常用的中药材，有"疮家圣药"的美誉。

知识小链接

连翘　连翘药用分青翘、老翘两种。秋季果实初熟尚带绿色时采收，习称"青翘"；果实熟透时采收，习称"老翘"或"黄翘"。一般来说，青翘抗炎作用优于老翘，同时青翘抑制红肿和分泌物的作用比老翘起效快。

# 黄连：

苦的代名词，泻火解毒的良药

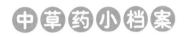

中草药小档案

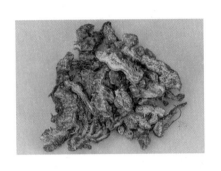

黄连的入药部位为毛茛科植物黄连、三角叶黄连或云连的干燥根茎，分别习称"味连""雅连""云连"。切面鲜黄，味极苦，多为生用或清炒、姜汁炙、酒炙①用。黄连有清热燥湿、泻火解毒的功效。现代药理研究认为，黄连具有抑菌、抗炎、解热、抗胃溃疡、降血糖、强心等作用。

中药里面有一种大苦的药物，叫作黄连。俗语云，哑巴吃黄连，有苦说不出。黄连几乎成了苦的代名词。黄连虽苦，但它是

① 中医术语，是将药材与液体辅料共炒，使辅料渗入药材之内的加工方法。炙有酒炙、蜜炙、姜炙、醋炙等加工方法。

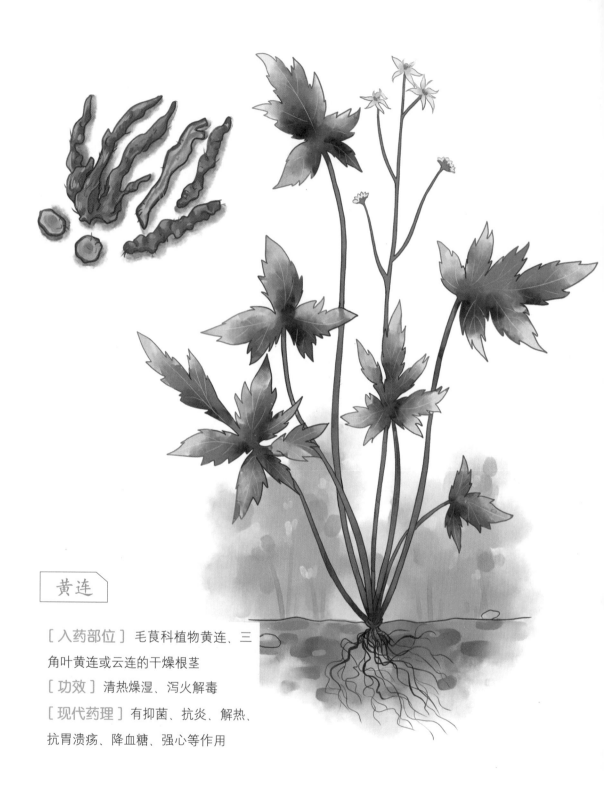

黄连

[入药部位] 毛茛科植物黄连、三角叶黄连或云连的干燥根茎

[功效] 清热燥湿、泻火解毒

[现代药理] 有抑菌、抗炎、解热、抗胃溃疡、降血糖、强心等作用

58

治病的良药，在《神农本草经》中，黄连被列为上品，其地位不言而喻。

黄连虽为良药，但也不可滥用，我国清代著名医学家、温病学派创始人叶天士曾在这味药的使用上十分为难。

叶家世代行医，叶天士自幼耳濡目染，对医学产生了浓厚的兴趣。他聪颖过人，熟读各家医学经典书籍，博采众长，很快就成为一方名医。叶天士虽然被人推崇，但是他始终保持着虚怀若谷的态度，从不骄傲自大，始终用心学习他人的长处。

一日，叶母患病，叶天士尽心尽力为母亲诊治。可是他用药一些时日后，母亲的病仍迟迟不见好转。叶天士只好到处寻访名医，然而虽来了不少有名的郎中，但母亲的病仍未能好转。

叶天士十分着急，问家人本地还有没有好的郎中，家人说已经没有了。叶天士失望之际，家人突然想起了什么，说有一位姓章的郎中，没有什么名气，但医术好像有一些独到之处。叶天士立刻让家人去请章郎中。

章郎中来后，经过一番诊治，又查看了以前的药方，随后问道："太夫人口中反复念叨黄连，可有此事？"

叶天士说："母亲病势日危，黄连苦寒之性太强，担心用了会损伤人体的阳气，所以迟迟不敢用。"

章郎中摇摇头说："你的担心是有一定道理，但太夫人的病由热邪郁于心胃之间，药中须加黄连。我诊治发现，太夫人的脉实而有力，并非虚证，用黄连应无大碍。"

叶天士茅塞顿开，遂在药方中加了黄连。几日过去，叶母的病情明显好转，叶天士非常高兴，登门致谢章郎中，并酬以百金。

此后，他恪守"三人行必有我师"的古训，虚心向他人学习，博采众长，终成一代名医。

知识小链接

叶天士，清代中期著名医学家。叶家世代从医，叶天士自幼耳濡目染，少时便立志从医。他最擅长治疗时疫和痧痘等症，是中国最早发现猩红热的人。在温病学上的成就尤其突出，他的主要医学著作有《温热论》《临证指南医案》等。

# 防风：

挡风邪入侵，治感冒头痛的良药

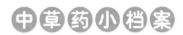
中草药小档案

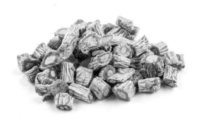

防风的入药部位为伞形科植物防风的干燥根，气特异，多为生用。防风有祛风解表、胜湿止痛、止痉①的功效。现代药理研究认为，防风有解热、抗炎、镇静、镇痛、抗惊厥、抗过敏、抑菌等作用。

大家看到"防风"这个名字，就知道这味药是治疗风邪疾病的。它既可以治疗风寒或风热感冒，也可以治疗风湿病痛。有的人把它比喻为屏风，挡住了要入侵人体的风邪，守护着我们的

———

① 中医术语，指治疗颈背强硬、手足或四肢抽搐等病症的方法。

61

健康。

防风是一种常用的中草药，我们现在用的是植物防风的根。可是在中国上古时代，防风不是药名，而是一个传奇人物的名字，即防风氏。防风氏身材高大、力大无穷，是一个部落的首领。

在那个时代，洪水泛滥，百姓生活极为艰苦，尧帝便派大禹的父亲鲧去负责治理水患。防风氏怀着一颗拯救黎民的心，带着族人，跟随鲧一起去治水。但是他们治水只会堵截，不会疏导，结果治水失败了，水患依然严重。

尧帝非常生气，处死了鲧，派鲧的儿子大禹去负责治水，防风氏又跟随大禹一起去治水。大禹吸取父亲失败的教训，不但筑堤，而且疏通河床，开凿渠道，让水"守规矩"地流动。

防风氏跟随大禹后，依然喜欢用老办法堵截河水。由于他跟大禹意见不合，就对大禹说，自己带着部落的人到山间去筑坝拦洪。山间筑坝拦洪也是治水的一种方法，大禹一再嘱咐他要注意疏导，防止洪水冲破大坝。防风氏点头答应了。

防风氏带着部落的人来到四明山修筑堤坝，经过七七四十九天，终于把四明山北坡的水全阻拦起来。他以为大功告成，就呼

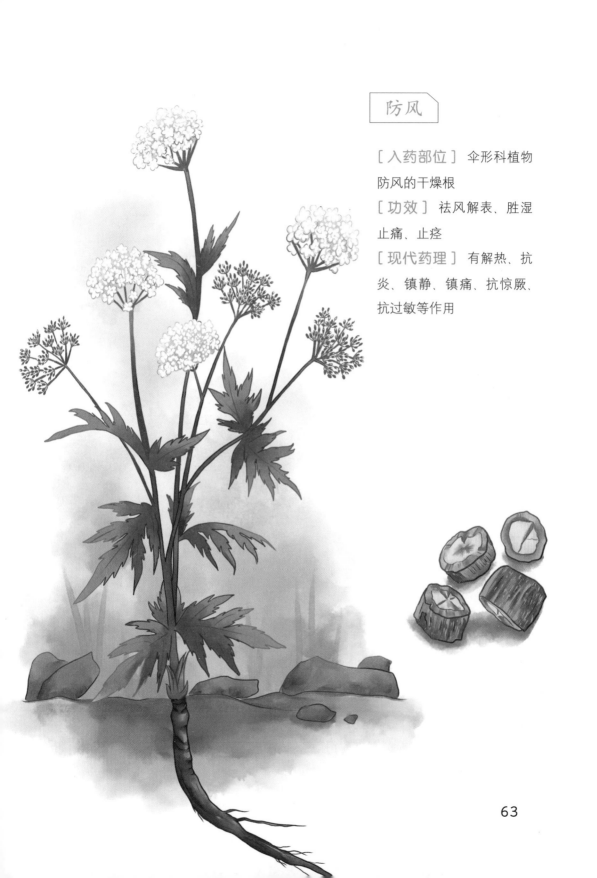

防风

[入药部位] 伞形科植物防风的干燥根

[功效] 祛风解表、胜湿止痛、止痉

[现代药理] 有解热、抗炎、镇静、镇痛、抗惊厥、抗过敏等作用

63

呼大睡起来。

不料一天晚上，洪水再次暴发了，原来是堤坝出现了缝隙，洪水从缝隙中不断流出来。不一会儿，流出的水越来越多，堤坝被冲垮，洪水"哗啦"一下涌了出来，冲毁了房屋，死伤了不少老百姓。

大禹知道后，十分生气。他千叮咛万嘱咐，防风氏却还是只堵不疏。于是，大禹列了防风氏两大罪状：一是他不听号令，治水只堵不疏；二是他麻痹大意，洪水来临，不注意防范，导致毁田伤人。防风氏无可辩驳，被卫士绑出去处死。

行刑时，防风氏感到十分遗憾，水患还没有治好，而自己将要死去。后来，大禹克服重重困难，治水取得了成功。咆哮的洪水变得老老实实，顺着河道向东流去。洪水退去后，百姓安居乐业，有大片的农田可以耕种。

大禹想起那些跟随自己治水的民众，也想起了防风氏。大禹觉得防风氏虽然有过错，但在治水时任劳任怨，同时他也为部落建立了不少功勋。于是，大禹决定亲自祭拜防风氏，以表哀悼。

当他来到防风氏被杀之处，发现那里长满了一种伞形羽状的小草。大禹仔细观察这种草的根，只见它表面灰棕色，呈长圆柱形，气味特异，味微甜。

大禹采了一些这种草根带回去，煎水服用。一段时间后，他发现在之前治水时所患的周身不适的症状都消失了。看来这是一种很好的中草药，于是大禹把它推荐给百姓。

百姓们试了以后，效果很好，开始议论纷纷。大家觉得这是防风氏留给他们的神草，因为惦念着治水的民众，他不能再跟随去治水，所以化身为药草，世世代代为民众解除病痛之苦。百姓感恩，为了纪念防风氏，就将这种草命名为防风。

知识小链接

防风，又名山芹菜、白毛草。主产于黑龙江、吉林、内蒙古、河北。其中，黑龙江、吉林、辽宁、内蒙古（东部）所产的称"关防风"或"东防风"，品质最佳。

# 竹叶：
花中君子，清热除烦要药

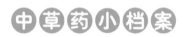

中草药小档案

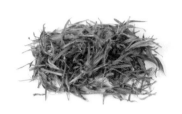

竹叶的入药部位为禾本科植物淡竹的干燥叶，以叶嫩、色绿、呈卷状者为佳，多为生用。竹叶有清热除烦、生津、利尿的功效。现代药理研究认为，竹叶有抑菌、抗炎、抗过敏、保护心脑血管、抗疲劳、提高机体免疫力等作用。

苏轼有云，宁可食无肉，不可居无竹。可见，国人对竹的喜爱。竹被奉为"花中君子"，它四季常青，象征着谦虚、有骨气。

很多人都喜欢观赏竹子，它高耸挺拔，顶天立地，无论严寒酷暑，四季常青。竹子不仅外形好看，它的叶子用处也很大——

竹叶

［入药部位］禾本科植物淡竹的干燥叶

［功效］清热除烦、生津、利尿

［现代药理］有抑菌、抗炎、抗过敏、
抗疲劳、提高机体免疫力等作用

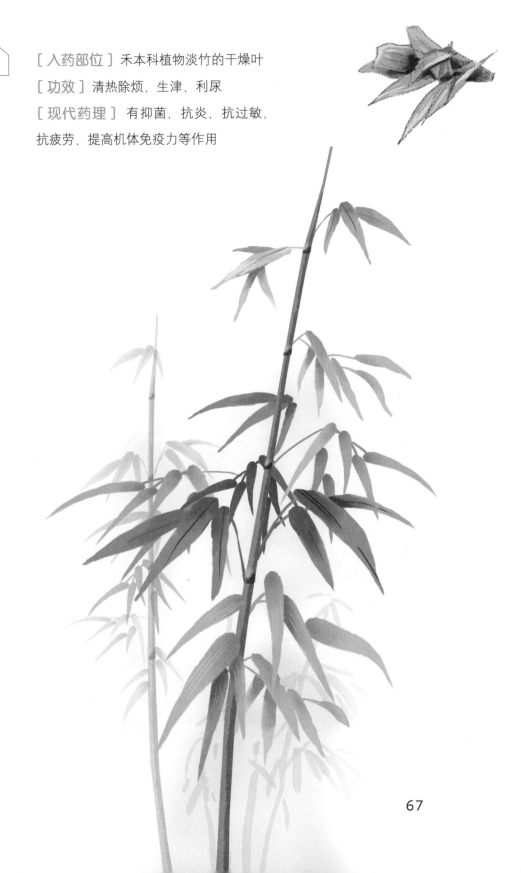

可以用来泡茶，喝上一杯竹叶茶，能让你神清气爽；可以用作酿酒的原料，这种竹叶酒喝起来清心畅意，味道醇香。

竹叶可以作药用，能清热、除烦，是治疗热病烦渴、心火[①]上炎的要药，对于口舌生疮、小便短赤涩痛也有很好的疗效。

竹叶的外形有点像小船，有人将竹叶比喻成一叶小舟。相传，竹叶背后有一个科举"钉子户"的故事。

在唐代，有一个陈姓书生。十年前，他来到京城赶考，但是屡考屡败。一晃他在京城待了十年，一直没有回家。难道他不想家乡，不念亲人吗？不，他非常想念，可是考试连连失败，他实在没脸，也不敢回家。

一天，他去拜访青龙寺的高僧，但来到寺中才发现高僧外出未归。陈生有些失意，来到一个小酒馆，房间里人很少，靠墙位置坐着一位鹤发童颜的老翁。陈生觉得老翁一副仙风道骨的模样，便有意过去攀谈。

两人相谈甚欢，陈生说起想念家乡及亲人。老翁说这有何

---

① 中医术语。中医认为心是五脏之首，心火属于最常见的上火种类，主要症状表现为心烦意乱、失眠盗汗、小便赤黄、口舌生疮等。

难？他走至酒馆外的竹林，摘取了一片竹叶，然后拿出一支笔，在酒馆的墙上画了起来。陈生很吃惊，只见墙上出现了一幅很大的地图，画中有一条河，他认得那就是渭河。

陈生顺着图中的渭河，找到自己的家乡。他不禁潸然泪下，叹了口气说："十年了，如果我能回家看一看，也就没有什么遗憾了。"

老翁一笑，竹叶放在画中的渭水上，然后对书生说："你专心看着它，很快便能如愿了。"

陈生见他一脸认真，便按他的意思盯着竹叶。刹那间，他仿佛置身于渭水河畔，看到波浪滚滚。突然，从水中涌出一条船来，他登上小船。小船顺流而下，不一会儿就到了他的家乡。

妻子和兄弟见到他悲喜交加，连忙迎过来。陈生见状号啕大哭，这些年他无时无刻不想念家乡和亲人，若不是考试一直失败，他也不会一去不回。

亲人不住地抹泪，责怪道："你早就该回家呀。"

陈生面露愧色，正想为自己辩解，不料一阵大水冲来，他站在船上瞬间离亲人远去，他的兄弟、妻子站在岸边目瞪口呆。

不一会儿，船行至渭水，停在小酒馆边。陈生下船，看到老翁依然坐在椅子上，桌子上放着一杯茶，散发着清香。

老翁问："怎么样？"

陈生惊魂未定，哀叹道："见到的人和物都跟真的一样，只可惜是一场梦。"

老翁哈哈大笑，指着桌子上的茶说："这是我为你泡好的竹叶茶，为你压压惊，除去心中的忧虑。"

陈生啜一口，一股清凉涌上心头，心中的烦闷顿感烟消云散。

老翁问："你打算继续留在这里考科举吗？"

陈生轻轻地吐出两个字：回家。

几天后，陈生乘船回到了家乡，见到妻子和兄弟，他们相拥在一起，痛哭流涕。陈生到了家中，回想在酒馆的梦境，跟现实几乎一模一样。他把此事说给妻子和兄弟听，大家都感到惊奇。

这段奇遇流传开来，后来人们用竹叶舟比喻梦幻般的、短暂的奇遇，而终南山老翁冲泡的竹叶茶，也是以竹叶作原料的。

# 苍术：

"防疫"要药，燥湿健脾的良药

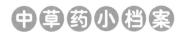中草药小档案

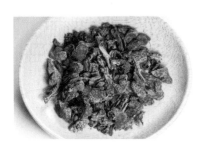苍术的入药部位为菊科多年生草本植物茅苍术或北苍术的干燥根茎，切面有朱砂点，香气浓郁，多为生用或麸炒用。它有燥湿健脾、祛风散寒、明目的功效。现代药理研究认为，苍术有提高胃肠功能、抗溃疡、抑菌消毒等作用。

苍术是一种常用的中药材，气味芳香，燥湿能力强，可以用于内科脾胃疾病、郁症，以及痰饮病等，也用于外科的湿疮。

生活中，我们常使用的藿香正气水、香砂养胃丸等中成药都含有苍术。有些人喜欢用苍术来祛湿减肥，它对大肚腩、啤酒

肚、将军肚有一定效果。苍术可以煎服，也可以入丸、散。但气虚多汗、阴虚内热的人不宜用苍术。

古时候，当疫情来袭，人们一般会在家中用中药烟熏、饮用药茶等，以达到辟秽、除瘟、保健的作用，而这其中自然少不了苍术。

关于苍术，还流传着这样一个故事。

明朝时期，有两兄弟经常结伴上山打猎。哥哥叫曾生，性格沉稳，心地善良；弟弟叫曾平，性子急，比较贪婪。

一天，兄弟俩一起进山打猎。两兄弟翻过一个山头，突然听到一声虎啸。两人定睛看去，一只大老虎正要向一位老翁扑去。老翁趴在地上，无力反抗。

正在危急关头，曾平先求自保，匆忙躲避；然而曾生淡定自若，搭箭射去，正射中老虎的屁股。俗话说，老虎屁股摸不得，何况是遇疼。老虎勃然大怒，转向两兄弟扑来。曾平赶紧躲到大树背后，而曾生站在岩石上，稳定心神再次搭箭射去，这次射中了老虎的眼睛。

老虎痛得又是一声长啸，直向曾生扑过去。这时处在安全位

苍术

[入药部位] 菊科多年生草本植物茅苍术或北苍术的干燥根茎

[功效] 燥湿健脾、祛风散寒、明目

[现代药理] 有提高胃肠功能、抗溃疡、抑菌消毒等作用

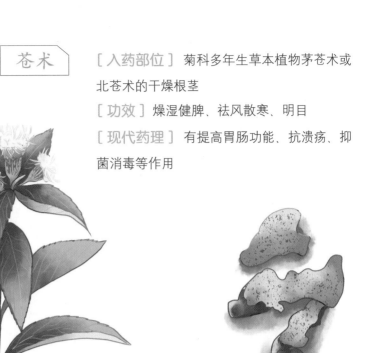

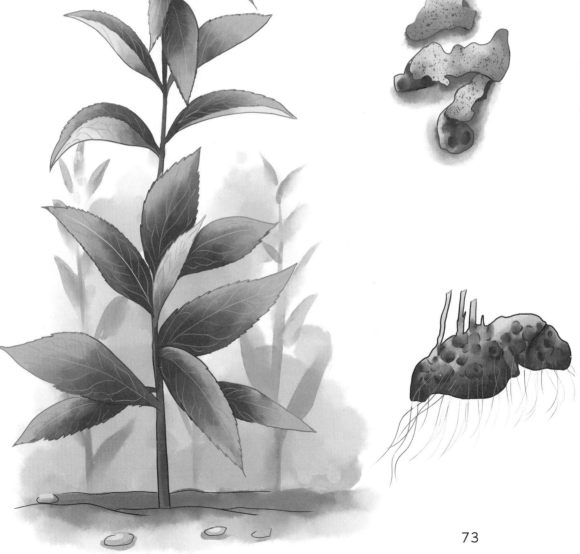

置的曾平，也搭箭射去，正射中了老虎的腹部。老虎疼痛，回头扑向曾平。曾平大惊，急忙蹿上树。老虎接二连三被射伤，知道讨不到好处，忍着痛逃跑了。

曾生走过去扶起老翁，问他有没有受伤，老翁千恩万谢，说正准备上山采草药，不想半路遇到了老虎，幸亏两兄弟及时赶来相救，没有受伤。曾生说不必言谢，就准备和弟弟继续赶路。

老翁拉住两兄弟说："你们对我有救命之恩，我告诉你们一个大山的秘密吧，算是对你们的报答。原先这山中，有一伙强盗，抢夺了许多财宝，藏在这座山的一个山洞中。"

曾平来了兴致，问："你怎么知道的？"

老翁说："我常年到山里采药，无意中发现了这个秘密。这伙人许久没有出现，怕是离开或已经被抓了。"

曾平有些着急，问："那财宝都搬走了吗？"

老翁摇了摇头说："那么一大堆财宝，怎么可能搬走？"

曾平兴致高涨，拉着老翁说："快带我们一起去看看。"

老翁带着兄弟俩来到一个山洞前，老翁突然犹豫了一下，郑重地说："洞中的财宝，都是强盗抢夺来的。你们只能正当获取，不能私自拿走。"曾生点头答应。曾平嫌老翁太啰唆了，催促说："我们知道了，财宝在哪儿？"

三人走进山洞，老翁叫兄弟两人推开一道厚重的石门。兄弟俩发现里面果然有一堆财宝。曾平非常高兴，这堆财宝中，光是一颗宝石价值就不可估量。

曾生发现洞中有股恶臭，他四处查看，寻找恶臭的来源。

老翁看着两兄弟，像了却心事一般，说："希望你们能善待这些财宝。"说完，就准备离去。曾平好生奇怪："为什么你不拿呢？"老翁说："我年纪大了，要这些财宝又有何用？况且这些财宝都是不义之财。"

曾平看着老翁走远，急不可耐地对曾生说："这些财宝我们分了吧！"

曾生摇摇头说："你忘了老人家说的吗？这些都是不义之财！"

曾平生气地说："我才不管什么义不义！我们救了他，这些财宝就当报答我们的。"

曾生还是摇摇头，这时他发现山洞中有几具尸骨，周围还有一些动物的残骸，阵阵恶臭就是从那里发出来的。曾生猜想，尸骨应该是强盗的。

曾平见说服不了曾生，就改口说："既然你不拿，那我们回去吧！"

曾生不解地看着弟弟，不知道曾平为何突然改变了主意。

过了些日子，曾平又买房子又买地，忽然变得富裕起来。当地百姓好奇，这曾平怎么突然发财了？原来，兄弟俩回来的那天晚上，曾平悄悄拿着口袋再次进山，背了许多财宝回家。

曾生质问弟弟是不是拿了洞中的财宝，曾平哈哈大笑，劝曾生也赶紧去拿点，不然就要被他取光了。但这些不义之财，曾生坚决不要。

又过了两日，曾生有些不舒服，出现了虚汗、腹泻等症状。曾生以为自己感冒了，在家休息。邻居过来敲门说："曾平死了。"他大吃一惊，跑过去看，郎中正从屋里出来，对他说："不要进去了，曾平感染瘟疫而死，会传染。"

那这可怕的瘟疫是从哪里来的呢？郎中不知道，也从来没有见过。曾生预感不妙。又过了两天，村里又有好几个人生病了。

正如郎中担忧的那样，村里暴发了疫情。

县令知道后，立即召集县里的郎中商量对策，并派人去调查。李时珍刚好云游经过此地，听说疫情以后，也赶到了村里。他提出了熏烧苍术的办法，利用烟雾消毒杀菌。

在李时珍的建议下，家家户户熏烧苍术。不仅如此，李时珍还将患者隔离，亲自医治。在大家的共同努力下，疫情得到了有效控制。可疫情的源头是什么呢？

正当李时珍走访调查时，曾生过来报告，说起了山洞中的尸骨。县令立即召集人手，封锁了山洞。郎中来检查，曾平是村子里第一个患病的人，他身上所染的瘟疫正是来自这个山洞。

原来那些强盗吃了野生动物染上了瘟疫，死在了山洞中。曾平跟尸骨有近距离接触，所以也染上了瘟疫。

找到了瘟疫的源头，山洞中的财宝也被取了出来。县令为了表彰曾生做的贡献，特意拿出一些钱财奖励曾生。这一次，曾生高兴地接受了。

后来，很多人用熏苍术来除"恶气"，特别是在岁末时。李时珍在《本草纲目》中记载：苍术能除恶气，古今病疫及岁旦，人家往往烧苍术以辟邪气，故时疫之病多用之。

如今，仍有一些医院采用苍术烟熏空气消毒法。有人甚至将苍术称为千年防疫第一要药。

## 知识小链接

李时珍　明代著名医药学家，被后世尊为"药圣"。他出身中医世家，自幼热爱医学，历经27年，三易其稿，完成了192万字的巨著《本草纲目》。

《本草纲目》不仅将本草学的发展提高到了一个空前的高度，而且在生物、化学、天文、地理、地质、采矿等方面也有突出的成就，被誉为中国古代的百科全书，在世界医药学和自然科学的许多领域作出了举世公认的卓越贡献。

# 猫爪草：

形似猫爪，能散郁结的良药

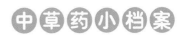
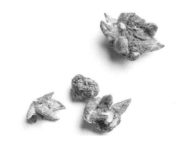

猫爪草的入药部位为毛茛科植物小毛茛的干燥块根，以色黄褐，质坚实者为佳，多为生用。它有化痰散结、解毒消肿的功效。现代药理研究认为，猫爪草对金黄色葡萄球菌、白色葡萄球菌、痢疾杆菌，以及耐药性结核杆菌等均有抑制作用，还有祛痰、镇咳、增强免疫力等作用。

猫爪草生长在田边、路旁、洼地及山坡草丛中，是一种比较常见的草。

为什么叫它猫爪草呢？这是因为这种植物由数个至数十个纺

锤形的块根簇生，表面黄褐色或灰黄色，形似猫爪，故而得名猫爪草。

猫爪草是一味重要的中药材，不仅能化痰浊、散郁结，还有解毒消肿的功效，适用于疔疮、蛇虫咬伤，使用时常以鲜品捣敷患处。

猫爪草背后还有一个故事，相传跟越王勾践有关。

当年，勾践为了一雪前耻，卧薪尝胆、奋发图强。然而弦绷得太紧，容易断；人活得太累，容易垮。当人过于专注某事而忽视健康时，疾病就容易找上门。

勾践经常因为政事熬到深夜，范蠡见此情景，劝他要注意身体。可勾践觉得没什么，对他来说打败吴国才是头等大事。

一日，勾践无意中摸到头颈处，发现有一个硬肿块，触碰后十分疼痛。勾践叫来郎中，郎中虽开了药，但也不忘劝他要注意身体。勾践表面应承，但心里仍不当回事。又过了几日，他头颈处的硬块更加疼痛，折磨得他苦不堪言。

这下勾践知道严重了，又找郎中来，可是吃了药效果仍不是很好。勾践非常生气，正想发榜招贤，范蠡说他知道有一种药能

猫爪草

［入药部位］毛茛科植物小毛茛的
干燥块根
［功效］化痰散结、解毒消肿
［现代药理］有祛痰、镇咳、增强
免疫力等作用

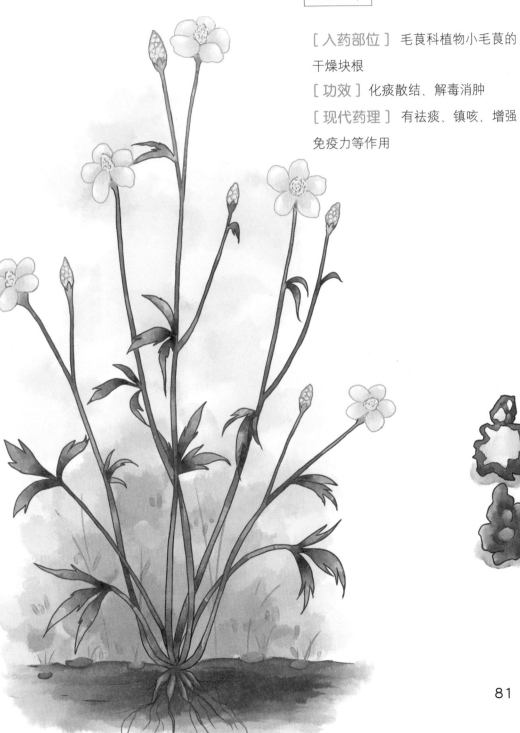

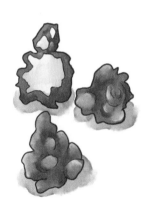

81

治这种病。勾践感到很奇怪，范蠡出谋策划是长项，什么时候还会行医治病了？

范蠡说："大王尽管放心，你的病叫瘰疬<sup>①</sup>（luǒ lì），是劳累所致。"

勾践见他说得有模有样，问："该如何医治呢？"

范蠡说："要散郁结，化痰浊。"

勾践又问："用何药？"

范蠡说："可用猫爪草。"

勾践笑着问："哪有这种药？"

范蠡从随身带的口袋中取出一把草药递给勾践，说："大王，请看。"

勾践一看，这种草的根部有很多须根和纺锤形的块根，确实形如猫爪。他以前没注意过这种草，但看范蠡这样肯定，便说："我就用它试试。"

勾践用这种草药内煎外敷，三天过去，头颈处硬肿的疼痛感明显好了许多。范蠡为了让勾践的病好得快一点，又加了适量的

---

① 中医病名，发生于颈部的慢性感染性疾病。由于其形状像串珠一样，所以称为瘰疬。

夏枯草、玄参、僵蚕等药给他煎服。

半个月过去，勾践的病基本康复，心中十分高兴，赏赐范蠡黄金百两。

范蠡说："我为大王寻药，是为了越国及百姓。越国正百废待兴，请将这些黄金用在越国及百姓身上吧！"

原来，范蠡早就担心勾践的身体。当他知道勾践病了后，心中很焦急，想方设法四处寻医问药。当他从一个药农处得知猫爪草能治勾践的病后，立刻便过来给他送药。

勾践看着这种像猫爪一样的小草，叹道："看似平常，不承想是一种良药呀！"

范蠡说："大王，良药只能解决一时疾患，而健康的体魄不仅是抵御疾病的基础，还是一个人强大的基石呀！"

勾践听后，久久说不出话来。

之后，勾践虽然仍忙于政事，但也开始注意身体。越国在君臣的共同努力下，逐渐变得强大。猫爪草因治好了勾践的病而更加出名，成为一种至今都在使用的中药材。

# 党参：

能替人参的补气健脾药

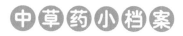

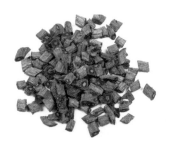

党参的入药部位为桔梗科植物党参、素花党参或川党参的干燥根，有特殊香气，味微甜，质柔润，多为生用或米炒用。它有健脾益肺、养血生津的功效。现代药理研究认为，党参能调节胃肠运动、抗溃疡、增强免疫功能、抑菌、降血糖、调节血脂和抗心肌缺血等作用。

说起滋补的中药，很多人立即想到人参，其实党参是一种跟人参功效相似的滋补中药材。

党参可以单独食用，也可以跟鸡、鸭、鸽子、猪蹄等食物

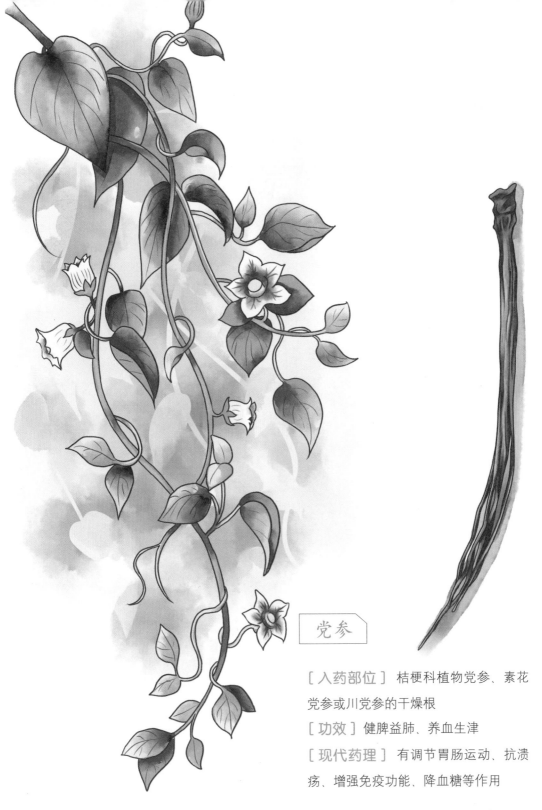

党参

［入药部位］桔梗科植物党参、素花
党参或川党参的干燥根
［功效］健脾益肺、养血生津
［现代药理］有调节胃肠运动、抗溃
疡、增强免疫功能、降血糖等作用

85

炖服，不仅美味可口，而且有生津、养血的作用，对身体大有裨益。

由于党参价格比较"亲民"，因此不少人喜欢用党参替代人参。两味"参"都有补气、养血、生津等功效，对于脾肺气虚、气津两伤、气血双亏的患者，可以用党参替代，但用量宜大。

党参的名字是怎么来的呢？相传有这样一个故事。

很久以前，在上党地区，有一个男子对母亲十分孝顺。一日，母亲生病了，总是咳嗽，吃得少，头晕，还心慌、心悸。男子找来郎中医治。郎中说是脾肺气虚症，须用人参补气，定喘止咳。

男子一听顿时愁上眉梢，人参是好药，可是价格昂贵，他这样的贫穷家庭如何用得起？郎中也不多言，提着药箱就走了。

男子赶上去，问："真的要用人参吗？"

郎中虽有同情之心，但也只能坦言："人参是最适宜的药。"

男子看着母亲，心中有了一个想法，哪怕是变卖家产，也要治好母亲的病。可是还没等他说出口，母亲就表示自己不想治病了。

有个邻居过来给他出主意，说："想要人参，那就去大山里采吧！"

然而这个主意立刻遭到众人的嘲笑。人参主产于东北，上党地区很少听说有野生的人参，又怎么可能采到呢？

男子想了半天，干脆死马当活马医，不如走一趟碰碰运气。于是他带着干粮，往大山里走去。

男子在大山里转悠了三天三夜，挖了不少根茎，但哪有人参的影子。他感到有些泄气，如果空手回去，不仅无法医治母亲的疾病，而且会遭到别人的嘲笑。

他正感到为难之际，看到一个背着背篓的采药老人走过来。男子心中一喜，过去问道："老人家，这山中可曾采到过人参？"

采药老人一愣："你这后生，这大山里哪来人参？"

男子叹了一口气，喃喃自语道："我也知道，只是不信，才到这里来找。"

采药老人看到他悲伤的神情，问他究竟是怎么回事。男子将原委一五一十地告诉了老人。

老人想了一下说："说到补气药，不只人参可以，我们当地有一味药材也可以。"

男子眼睛一亮,问:"是何药?"

老人从背篓中拿出一块黄棕色的根茎,说:"就是此药。"

男子接过来,将信将疑地问:"它真的能行?"

采药老人肯定地说:"你拿回去试试就知道了。"

男子将这种根茎带回去后,给母亲煎汤服用,效果果然不错,母亲的病大为改善。附近的人知道了,问这种代替人参的药叫什么,男子说这也是人参。

可是这根本不像人参,有人骂男子简直是胡扯。男子说:"这种人参是我们当地产的人参,叫作上党人参。"

由于上党人参药效好,而且价格便宜,受到很多人的喜欢。一些郎中使用后发现,上党人参作用温和,在某些方面比人参效果还好。

后来,清代医学家张璐就将上党人参记载到《本经逢原》中。上党人参受到越来越多人的欢迎,甚至有一段时期还成了贡品。后来,百姓将其名字简化为"党参"。随着党参的知名度越来越高,研究的人也越来越多,关于上党人参、人参、党参以及川党参的来源、科属、名称等有不少的争论，最后《中国药典》2020版载明：党参为桔梗科植物党参、素花党参或川党参的干燥根。

## 知识小链接

张璐　清代医学家，被后世誉为清初医学三大家之一。出生于明末官宦之家，明亡后隐居于太湖之中的洞庭山，专以习医、行医、著书自娱。他不仅以行医著称于世，且著有多种医药著作，其中本草专著《本经逢原》为其晚年作品。

《本经逢原》以《神农本草经》为基础，补充其未收载的常用药物。参考《本草纲目》"物以类从"的分类方法，将常用700余种药物列为32部，分四卷。专论药物性效及临床应用，开创清代注解《神农本草经》类本草学著作的先河，具有较高的学术价值。

# 茯苓：
## 宁心安神的良药

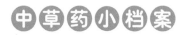

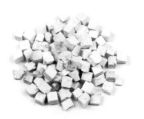

茯苓的入药部位为多孔菌科真菌茯苓的干燥菌核，以切面白色细腻、粘牙力强为佳，多为生用。

它有利水渗湿、健脾①、宁心的功效。茯苓的外皮叫茯苓皮，有利水消肿的功效。现代药理研究认为，茯苓有利尿、镇静、增加心肌收缩力、增强免疫力、护肝、降血糖、抗胃溃疡等作用。

茯苓虽然长得像一个大疙瘩，但却是一种非常受人欢迎的药食两用的食材。

---

① 中医术语，也称补脾、益脾，是治疗脾虚、运化功能减弱的方法。

茯苓尤其受女性欢迎，经常被用于养生保健。它有美白、养颜、健脾的作用。很多人喜欢用茯苓做面膜、糕点、汤剂和粥膳，达到健脾益气、排湿祛痰、宁神养颜的效果。

在临床上，茯苓是利水消肿的要药，可以用于治疗水湿内停所致的水肿、小便不利；茯苓能健脾补中，可以用于脾虚食少、便溏泄泻；茯苓能补益心脾而宁心安神，可以用于心神不安、惊悸失眠。

茯苓经常被做成美食，有一种茯苓糕点既能治病，又美味可口。据说这种糕点跟慈禧有关。

慈禧当政时，大清王朝风雨飘摇。以慈禧为首的清政府腐败无能，对外割地赔款无数，反对她的声者愈演愈烈，为此慈禧感到寝食难安。

总管太监李莲英见此情形，叫来御医给她治病。御医开了不少药，可是汤药很苦，慈禧本来就够心烦了，还给她送来这些难以下咽的汤药，这不是更惹她生气吗？慈禧下令将这些药全都倒了，还责罚了御医。

如此，没有御医再敢给她开药了。可是不吃药，又如何治病

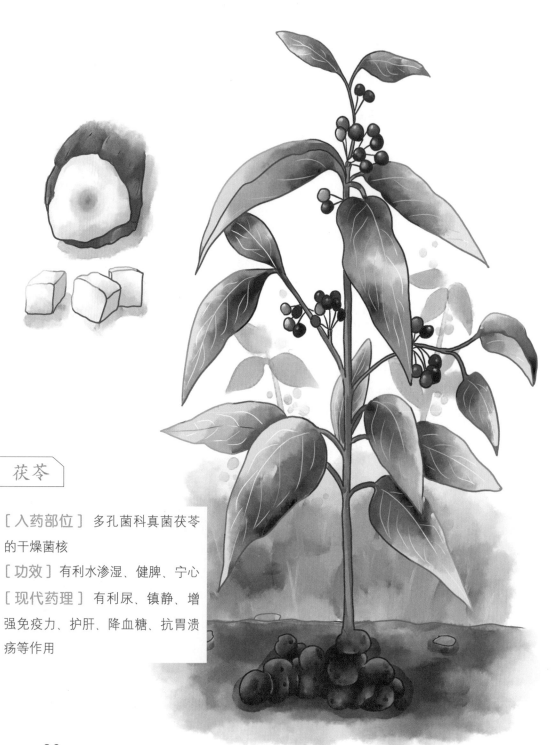

茯苓

[入药部位] 多孔菌科真菌茯苓
的干燥菌核
[功效] 有利水渗湿、健脾、宁心
[现代药理] 有利尿、镇静、增
强免疫力、护肝、降血糖、抗胃溃
疡等作用

呢？这下可把李莲英愁坏了。

一天，御膳房送来一种白色糕点。慈禧吃了一口，口感不错，于是就多吃了一些。看见慈禧进食，站在一旁的李莲英心里乐开了花。既然慈禧爱吃，那就叫御膳房多做一些，经常送过来。

慈禧吃了一段时间白色糕点，身体明显好转，进食正常了，睡觉也安稳了。她问李莲英："这种糕点叫什么？是用什么做的？"

李莲英说："它叫茯苓糕，是用茯苓和一些辅料做的。"

慈禧一听，茯苓不是中药材吗？原来，李莲英看到慈禧不肯吃汤药，但病还是要治。于是他想了一个法子，就以能治慈禧病的茯苓为食材，做成可口的糕点给慈禧吃，效果很好。

之后，茯苓糕成了慈禧的常用糕点，可是她真的从此心神安宁了吗？慈禧不思进取，反对她的声音一直没有停息过，她即便吃了再多的茯苓糕也无济于事。

不过，这种糕点后来流传到民间，茯苓糕变成了茯苓饼，成了一种百姓喜闻乐见的美食。

# 淡竹叶:

## 清热除烦的良药

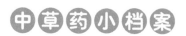

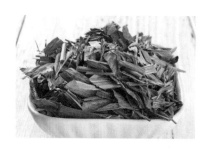

淡竹叶的入药部位为禾本科植物淡竹叶的干燥茎叶,以叶多、色绿者为佳,多为生用。它有清热泻火[1]、除烦止渴、利尿通淋的功效。现代药理研究认为,淡竹叶有利尿、解热、抑菌、升高血糖等作用。

大家在山坡、林下及阴湿处,可能见过一种像竹叶的植物,它就是淡竹叶。千万不要小看这种植物,它可是深受人们欢迎的

---

[1] 中医术语,一般指清除体内的火气,适用于实火炽盛而导致的高热、烦渴、目赤、口苦等症。

清热除烦的好药材。

有关淡竹叶，流传着这样一个故事。

荆州平定后，张飞被封为征虏将军。益州牧刘璋邀请刘备入川。第二年，刘备与刘璋决裂，率军攻打益州。

刘备和副军师庞统率军取西川，不料庞统半途阵亡，军师诸葛亮只好命关羽统兵守荆州，自己亲征西川。他拨一万人马，命张飞率领，走大路向西进发。张飞率部所向披靡，攻打到巴郡。

巴郡太守严颜将军智勇双全，守城拒敌，两位将军打得难解难分。当时正值炎热的夏季，张飞率部在城下骂阵，然而严颜就是坚守不出。张飞骂得口干舌燥，气得七窍生烟。

刘备闻知后，非常着急。诸葛亮心生一计，派人给张飞送去50瓮佳酿。张飞拿起酒就喝起来，随从赶紧阻止，如今正是交战之际，大敌当前，喝酒恐怕会误事。张飞推开随从，不仅自己喝，而且叫士兵一起喝。他们不但要在营中喝，还把酒抬到阵前去喝。

严颜登城一看，气得暴跳如雷，骂道："张飞欺我太甚！"

他决定冲出城去，与张飞决一死战，但随从说："将军，我们不如将计就计。"

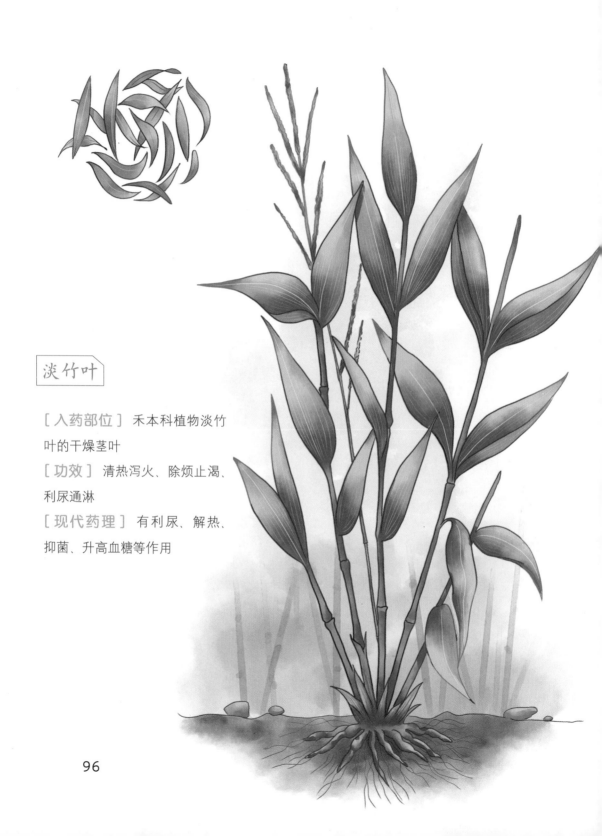

淡竹叶

［入药部位］ 禾本科植物淡竹
叶的干燥茎叶
［功效］ 清热泻火、除烦止渴、
利尿通淋
［现代药理］ 有利尿、解热、
抑菌、升高血糖等作用

96

晚上，严颜将军带着人马来偷袭张飞的营寨，想趁他们烂醉如泥之时将张飞生擒。谁知他们刚到营寨，就听到号响，张飞的士兵从四面八方涌出，将他们团团围住。

张飞威逼利诱要严颜投降，但严颜非常坚决，就是不肯投降。张飞气得哇哇直叫，恨不得斩了严颜。可是冷静一想，严颜在巴郡德高望重，降伏严颜对稳定巴郡至关重要。于是张飞质问道："我们大军都来了，你不仅不投降，为何还敢与我军交战？"

严颜毫无惧色，反驳道："有何不敢？我这里只有断头将军，没有投降将军。只是有一事不明，实为遗憾。"张飞问："是为何事？"严颜说："你明明已经喝得醉醺醺，我来偷袭，如何反被识破？"张飞听后哈哈大笑。

其实严颜不知，这是诸葛亮的妙计，张飞喝的根本不是佳酿美酒，而是淡竹叶汤，是故意引诱严颜上当的，同时又为张飞和众兵士解除了烦渴。

严颜听后，这才恍然大悟，想不到一向鲁莽的张飞，居然也如此狡猾，还给他演了这样一出戏。

# 黄柏:

鲜黄的树皮，清热的良药

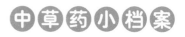

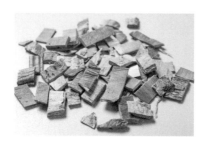

黄柏的入药部位为芸香科植物黄皮树或黄檗的干燥树皮，色鲜黄，嚼之有黏性，多为生用或盐水炙、炒炭用。它有清热燥湿、泻火除蒸、解毒疗疮的功效。现代药理研究认为，黄柏有解热、抑菌、抗炎、抗溃疡、抗心律失常、抗痛风、降血压、镇静、降血糖、利胆等作用。

　　黄柏是常用的中药材之一，它和黄芩、黄连功效相似，都可以治疗湿热泻痢、湿热黄疸、热毒痈肿和目赤肿痛等，但黄柏更善于除下焦湿热、退虚热。

关于黄柏，有一个郎中教子的故事。

很久以前，有一个姓王的郎中，儿子叫王进。父亲希望他积极上进，故取了这个名字。然而王进既无鸿鹄之志，也无守业之心，整日游手好闲。王郎中恨铁不成钢，经常被儿子气得七窍生烟。

一天，王进突然感觉排尿不畅，并且还有尿流变细、尿频等症状。别的患者遇到这种情况，肯定去找郎中，但是王进的父亲就是郎中，因此王进向父亲求助。

王郎中了解了病情，也不着急，说你的病得自己治。王进非常生气，哪有父亲不担心自己儿子的？王郎中指着屋里的医书说："并不是我见死不救，而是你可以自己查阅，寻到能治疗你病症的药。"

王进看到父亲冷漠的表情，气得摔门而去。他心中不住抱怨父亲，那么多医书，自己懂得很少，让他如何查、如何治？

他来到其他的医馆，心想反正又不止父亲一个郎中，可是其他郎中看见王进都拒绝给他医治。王进傻眼了，这可如何是好？

王进知道是父亲同其他郎中打了招呼，他不得已只能回到家中。他心中念叨父亲一百个不是，然而对他的病症毫无用处。王进难受得不行，只好到屋里翻阅医书。

医书十分枯燥难懂，气得王进扔到地上，可过了一会儿又不得不拾起来。王郎中看到儿子的模样，又好气又好笑，提示道："你的病叫癃闭，是湿热所致。"

有了父亲的提示，王进着力寻找能治疗湿热的药材，最后找到了黄芩、黄连和黄柏，该用哪个呢？

父亲提示说："人有三焦，上焦心、肺，中焦脾、胃，下焦肾和膀胱，你的病属于……"

"属于下焦。"王进答道，"如果是下焦，该用黄柏。"

王郎中看到儿子认真的模样，心中有几分高兴。

王进将黄柏打成粉后，制成丸剂服用，吃了几天，虽有一点点改善，但身体依然难受。他看着父亲，问："又该如何呢？"

王郎中说："除了退湿热，还需理气活血、通经散结。"

王进头都大了，这又该如何做呢？王郎中双手一摊，说："你得自己去找药材。"

王进听了，有点想哭。但是哭也没用，逼得他又去找中药

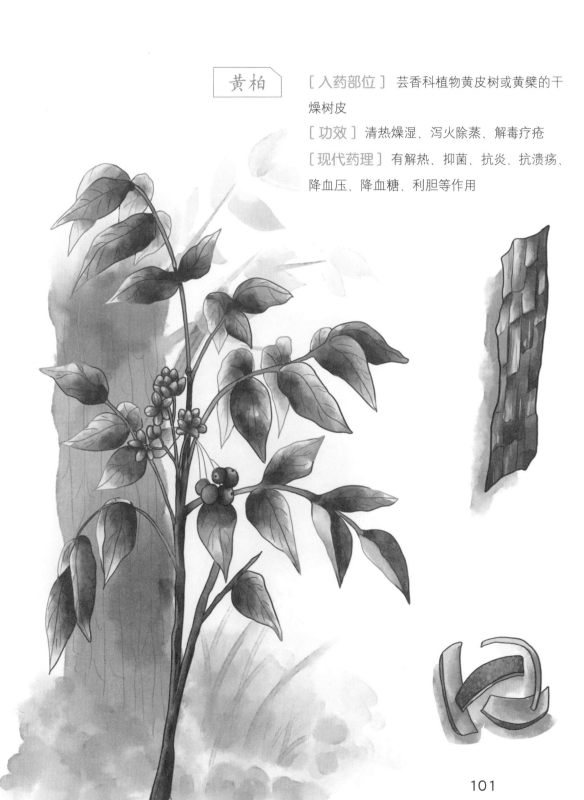

黄柏

[入药部位] 芸香科植物黄皮树或黄檗的干燥树皮

[功效] 清热燥湿、泻火除蒸、解毒疗疮

[现代药理] 有解热、抑菌、抗炎、抗溃疡、降血压、降血糖、利胆等作用

101

材，活血的中药材有丹参、红花、桃仁。

王郎中思索了一下，走过来说："除了黄柏（盐制），你加丹参、泽兰、桃仁、红花、赤芍、白芷、陈皮、泽泻、王不留行、败酱、川楝（liàn）子和盐小茴香试试。"

王进照着父亲的方子称好，煎煮服用。几天以后，王进的病情明显缓解。又过了半个月，他基本康复了。王进十分高兴，毕竟病是自己治好的，很有成就感。

王郎中说："这个方子适合气滞血瘀、下焦湿热所致的轻、中度癃闭。如果是重度癃闭治疗又不一样了。"

经过近一个月的折腾，王进对中医药产生了浓厚的兴趣，想进一步探索，问："如果是重度癃闭，该如何治疗呢？"

王郎中说："要根据患者的实际情况，除了用药，还可以考虑针灸。"

他看见王进若有所思，便继续开导说："这次你的病自己治好了，可下次呢？在该努力学习本领的年纪，你却选择了安逸。如果你不学习本领，到时候谁会为你治疗病痛？"

王进听了父亲的话，无法反驳。如果只会贪玩，而不去学习，将来等待我们的很可能是措手不及的困境。

从此以后，王进跟着父亲一点点学习中医药知识，最后也成了一名医术高明的郎中。

### 知识小链接

**癃闭**　中医病名。癃是小便不利，但是尚能点滴排出。闭是小便闭塞，点滴皆无。癃闭是指以排尿困难，尿量减少，甚至闭塞不通为主症的病症。

# 金钱草：

排石、利湿、退黄的良药

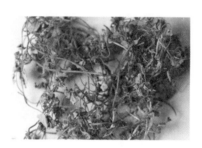

金钱草的入药部位为报春花科植物过路黄的干燥全草，习称大金钱草，多为生用。它有利湿退黄、利尿通淋、解毒消肿的功效。现代药理研究认为，金钱草有排石、退黄疸、抑菌、抗炎等作用。

说起金钱草，大家可能会想，这种中草药是不是跟金钱有关呢？还真有点关系，它的功效比金子还贵重，因此人们叫它金钱草。

金钱草能治疗湿热黄疸、胆胀胁痛，常与茵陈、栀子、虎杖等同用；金钱草善于排石，尤其是治疗石淋，可单用大剂量煎汤代茶饮；它还能治疗痈肿疔疮、毒蛇咬伤，可用鲜品捣汁内服或捣烂外敷，或配蒲公英、野菊花等同用。

金钱草的叶子像蒲团，上面有一对"仙人"对坐。关于金钱草，相传有这样一个故事。

很久以前，在岭南地区有一对勤劳的夫妇。一天，两人在干农活时，男人忽然感到身体疼痛不止，疼得他冷汗直流。这是怎么回事呢？

原来，男人右侧腰痛已经半年有余，因为还能忍受，所以他没有多在意，可这两天腰痛加剧，小便有涩痛感，实在难以忍受。

这可如何是好呢？女人被吓得慌了神，旁人见状说："赶紧去找郎中看看吧！"女人这才醒悟，正想去请郎中时，一名采药人路过，见了男人的症状后，说："仙人对坐草可治他的病。"

众人一听，不禁哈哈笑了起来："哪有这样的草药。"

采药人面红耳赤，对女人说："它就叫这个名字，是一种良药，正好能治你家男人的病。"

女人看到采药人如此肯定，便信了几分，问："去哪儿找这种草药呢？"

采药人说："它不难找，就生长在沟边、路旁阴湿地和山坡

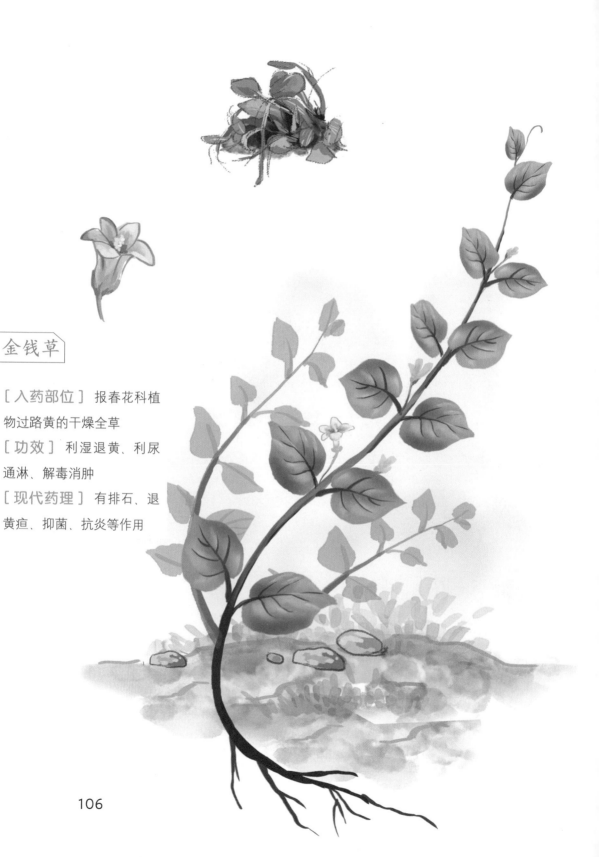

金钱草

[入药部位] 报春花科植
物过路黄的干燥全草
[功效] 利湿退黄、利尿
通淋、解毒消肿
[现代药理] 有排石、退
黄疸、抑菌、抗炎等作用

106

林下。"他一边说一边在路边的水沟附近寻找，不一会儿，采药人摘了一些草药说："这便是。"

众人一看，这草药茎是棕色的，叶对生，呈宽卵形，叶子上表面灰绿色，下表面色较浅。

可有人还是奇怪，为什么叫仙人对坐草呢？采药人拿出一根草药，指着枝上对着的叶子说："你们看这叶是不是对着？叶子像不像两个仙人坐的蒲团，因此就叫它仙人对坐草。"

这种说法确实很形象。女人看了以后，不由信了。她采摘了一些草药回去，按照采药人的嘱咐煎汤给男人当茶饮。

一个星期过去了，男人病情明显好转，腰部右侧疼痛感消失，小便舒适顺畅。这是怎么回事呢？原来男人患的病叫石淋①，西医的叫法为尿路结石病，而仙人对坐草是治疗这种病的良药。

仙人对坐草后被记载到《岭南采药录》中。由于药效好，非常受患者欢迎，后又被《中国药典》收录，改名为百姓经常叫的金钱草。

------

① 中医病名，一般指泌尿系统结石，主要表现为尿中有砂石、排尿涩痛等。

# 川贝母：

清热润肺、化痰止咳的良药

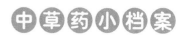

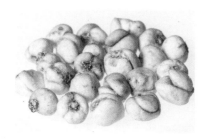

川贝母的入药部位为百合科植物川贝母、暗紫贝母、甘肃贝母、梭砂贝母、太白贝母或瓦布贝母的干燥鳞茎，以整齐、色白、粉性足者为佳，多为生用。它有清热润肺、化痰止咳、散结消痈的功效。现代药理研究认为，川贝母有祛痰、镇咳、降压、解痉、止泻、镇痛、催眠等作用。

大家看到"川贝母"三个字会不会认为它是海里的一种贝壳？其实它虽然长得有点像贝壳，但跟大海里的贝壳没有一点关系，而是一种植物的鳞茎。

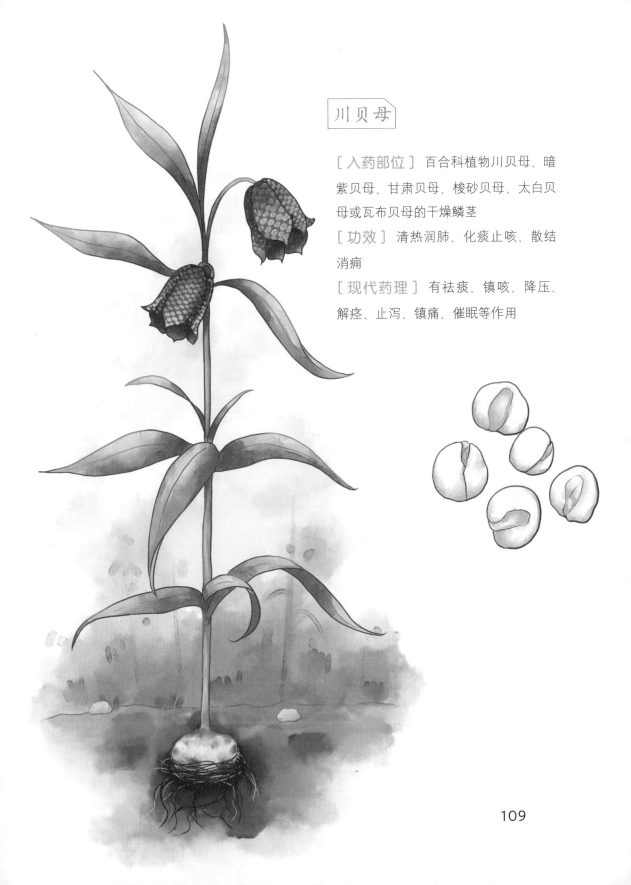

## 川贝母

[入药部位] 百合科植物川贝母、暗紫贝母、甘肃贝母、梭砂贝母、太白贝母或瓦布贝母的干燥鳞茎

[功效] 清热润肺、化痰止咳、散结消痈

[现代药理] 有祛痰、镇咳、降压、解痉、止泻、镇痛、催眠等作用

109

川贝母是应用比较广泛的一种中药材，它有很好的润肺止咳功效。它可以打成粉泡水喝，也可以和雪梨一起蒸着吃，十分美味。

既然川贝母可做美食，又能治病，大家可能就会问了，小朋友可以吃川贝母吗？答案是可以。但如果是寒咳、体质虚寒、痰湿重引起的咳嗽就不适合用川贝母了。另外，如果服用川贝母久了，仍未见效，很可能是没有对症，建议找医生咨询。

关于川贝母，有这样一个故事。

魏征是唐朝初期的政治家、思想家、文学家，辅佐李世民共创"贞观之治"。在朝堂上，他敢于谏言；在家中，他是一名孝子。

一年，他的母亲患病，出现咳嗽、气喘。为此，魏征感到十分不安，四处寻医，然而找了好几个郎中过来医治，效果都不明显。

这件事被皇帝李世民知道了，立即派医术最好的御医前去医治。

御医看了老夫人的病后，首先想到了川贝母，再配枇杷叶、桔梗、陈皮、五味子、北沙参等中药。

魏征立即命人买药，煎煮给母亲服用。可是老夫人吃了几口，就不肯再吃了，这药苦得实在难以下咽。魏征心里着急，虽有良药，但病人不肯服用，怎么办呀？

这时，母亲对魏征说想吃梨。魏征二话没说，赶紧命人去买梨。魏征把梨子的皮削好，切成块，放在盘子中，一块块递给母亲吃。母亲牙不太好，吃了两口，又不想吃了。

这该怎么办呢？魏征灵机一动，干脆将梨子煮成梨汁，让母亲服用。母亲喝了两口，感觉挺合胃口。

魏征松了一口气，听到母亲又嚷着要喝梨汁。魏征灵机一动，又想到一个办法。他将梨子和药材一起熬，并放入冰糖，结果成了很稠的汤药，又拿给母亲吃。

老夫人吃了两口，虽觉得有点怪，但味道甜甜的，还能接受，于是又多吃了几口。看到母亲肯吃药了，魏征非常高兴，照这个法子给母亲熬药。几天过去，母亲的病明显好转。

魏征高兴极了，觉得这个办法行得通，又继续给母亲服用这种梨汁。过了半个月，母亲的病全好了。

老百姓听说这件事后，也效仿魏征，用川贝母和梨子等食材治疗咳嗽。由于这种汤药口感好，而且治疗的效果也很好，非常受欢迎。后人对汤药的制作方法进行了改良，最后成了有名的川贝雪梨膏。

### 知识小链接

川贝母　润肺止咳的名贵中药材。喜冷凉气候条件，气温达到30℃或地温超过25℃时，植株就会枯萎，具有耐寒、喜湿、怕高湿、喜荫蔽的特性，主产于四川、青海、甘肃、云南、西藏。夏、秋二季或积雪融化后采挖，除去须根、粗皮及泥沙，晒干或低温干燥。按性状不同，分别习称"松贝""青贝""炉贝"和"栽培品"。

# 秦艽：

## 祛风湿、除痹痛的良药

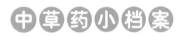
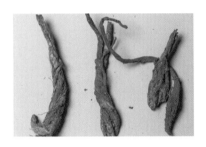

秦艽的入药部位为龙胆科植物秦艽、麻花秦艽、粗茎秦艽或小秦艽的干燥根，以色棕黄、气味浓厚者为佳，多为生用。它有祛风湿、清湿热、止痹①痛、退虚热的功效。现代药理研究认为，秦艽有镇静、镇痛、解热、抗炎、抑菌等作用。

有些中草药的药名很难认，比如秦艽的"艽"字，你知道怎么读吗？它读 jiāo。

秦艽是一种常用的中草药，被称为"风药中之润剂"，善于

---

① 中医术语。痹又叫作痹症，一般指痹阻不通。

祛风湿、舒筋络、止痹痛。它也可用于中风导致的半身不遂，口眼歪斜，四肢拘急等。它还能用于骨蒸潮热、小儿疳积发热，是治疗虚热的重要药物。

"秦艽"这个药名是怎么来的，又是什么意思呢？其实秦艽开始叫秦纠，关于它的来历，有这样一个故事。

秦国为统一六国，频繁发动战争。秦国的将士们经常风餐露宿，风吹雨淋，很多士兵身体扛不住，出现了关节痛、四肢僵硬等问题。患病的将士被病痛折磨得痛苦不堪，非常影响战斗力。

军队里的郎中有心为将士们医治这种疾病，然而缺少好的药物。看到将士们被病痛折磨，郎中感到无可奈何。

了解到这种情况后，一位年轻的郎中决心去寻找良药。他一边查阅医学经典书籍，一边跋山涉水到处寻访高人采异药。

一天，年轻的郎中终于在一个村庄里寻得一位隐居的高人，据说他还是神医扁鹊的徒弟。只见这高人鹤发童颜，精神矍铄。

当郎中表明来意后，老人思索了片刻，说："在我们这个地方有一种药能活经络，恰好能医治将士们的病。"

郎中非常高兴，忙问是何药。老人说："请随我来。"

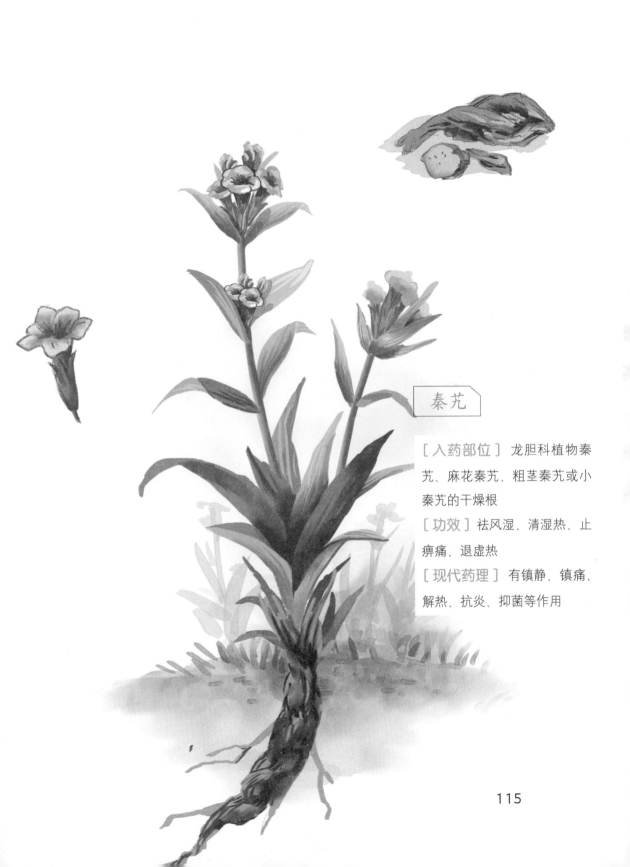

秦艽

[入药部位] 龙胆科植物秦
艽、麻花秦艽、粗茎秦艽或小
秦艽的干燥根

[功效] 祛风湿、清湿热、止
痹痛、退虚热

[现代药理] 有镇静、镇痛、
解热、抗炎、抑菌等作用

115

郎中随着老人穿过村庄，来到河滩，找到一种叶子宽长的绿色植物。老人挖出植物的根，除去泥沙，洗净，拿回去晒干。几日后，老人将加工好的药材送给郎中，说："这便是祛风湿、除痹痛的良药。"郎中仔细看这种药材，根扭在一起，外表皮呈黄棕色。郎中心中感激，想以重金相赠。老人拒绝了，说："身为秦国的子民，本身又是一名郎中，我理当为民治病，为国分忧。"

郎中十分感动，向老人告辞离去。他回到军营，用上老人给的药材，很多患有风湿痹痛、筋脉拘挛、骨节酸痛的将士吃了这种药后，病痛明显减轻。郎中多次用药，患病的将士腿脚利索了，而且不痛了。

后来，秦国统一了六国，而这种药也流传开了。由于这种中草药来自秦国，因此以"秦"为姓。那么，"纠"是怎么来的呢？是因为这种药材的根茎纠缠在一起，因此百姓为其取名为"秦纠"。

由于秦纠药效好，用得非常多，后人觉得"纠"字不太雅致，便改名为"秦艽"。

# 白花蛇舌草：

*解蛇毒，清热利湿的良药*

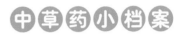

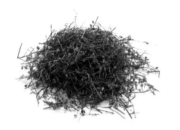

白花蛇舌草的入药部位为茜草科植物白花蛇舌草的干燥全草，味苦，以叶多、色灰绿、具花果者为佳，多为生用。它有清热解毒、散结消肿、利湿通淋的功效。现代药理研究认为，白花蛇舌草有抑菌、抗炎、保肝利胆等作用。

白花蛇舌草可以用于治疗痈肿疮毒、咽喉肿痛、毒蛇咬伤、热淋涩痛，以及湿热黄疸等病症。白花蛇舌草也经常用于食疗，如可以治疗黄疸型肝炎的白花蛇舌草泻肝茶等。

白花蛇舌草可煎煮内服，也可外用。

有人可能会感到奇怪，这种植物为什么叫白花蛇舌草呢？关于它的来历，有这样一个故事。

很久以前，有一个心地善良的员外，经常救济穷人，因此得到很多人的尊敬。

一天，员外突然病了，下体有热，小便不爽，而且时有疼痛感。家人请了当地一位有名的郎中。郎中看了后，开了几服药，可效果不好。郎中心中也很急，又换了一服药，效果却依然不明显。

员外叹道："这可如何是好呢？"

他来到田埂边散心，一位路过的采药人看见员外情绪低落，过来问他所为何事，员外如实回答。

采药人思索片刻，说："员外莫急，我有药能医治你的病。"

员外好奇，说："连郎中都治不好我的病，你如何治？"

采药人拿出一把细小的草药说："这便是能医治你疾病的良药。"

员外仔细看这种草，呈灰绿色或灰棕色，草茎质脆，易折断，问道："这草药能行吗？"

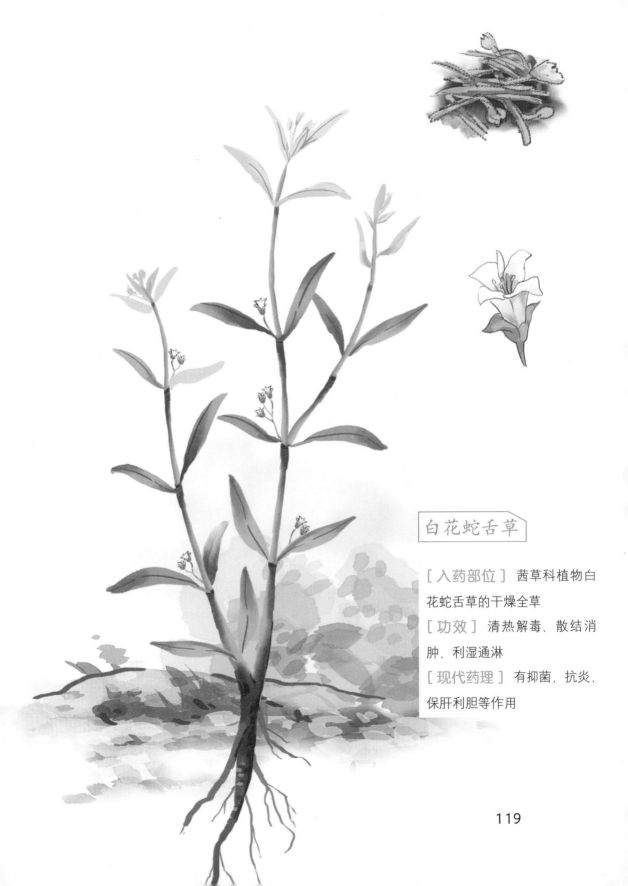

白花蛇舌草

[入药部位] 茜草科植物白
花蛇舌草的干燥全草

[功效] 清热解毒、散结消
肿、利湿通淋

[现代药理] 有抑菌、抗炎、
保肝利胆等作用

119

采药人说："保证管用。"

员外道谢后，将草药拿回去洗净后煎汤服用，结果第二天就起了作用。员外非常高兴，前去感谢采药人。

采药人一点也不意外，建议员外再配一点白茅根、车前草、石韦等药材，效果会更好。员外按照他说的方法，几天后便痊愈了。

员外拿出重金感谢采药人，但被他拒绝了。

采药人说："平日里，员外经常救济我们这些穷人，这次只是举手之劳，我怎么能收你的钱呢？"说完他告辞而去。

员外心中感慨万千，告诉了郎中。郎中听后感到很意外，查阅医书后发现，书中记载这种草药叫蛇舌草，能解蛇毒，是一种很早就被发现的药材。由于这种草的叶子像蛇的舌头，故而得名。

它又是如何治疗员外的病的呢？郎中仔细研究发现，这种草药还有清热、利湿、通淋的功效，因此才治好了员外的病。郎中非常高兴，决定重新记录这种草药的功效，并把名字也改了一下。

由于这种草药开白色的小花，因此郎中将它改为白花蛇舌草。